Quality Management of
Occupational Health Surveillance

# 职业健康监护质量管理

胡世杰 杨爱初 主编

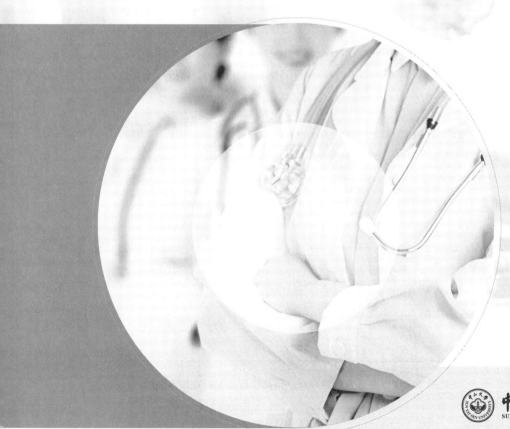

中山大学出版社
·广州·

版权所有　翻印必究

图书在版编目（CIP）数据

职业健康监护质量管理 / 胡世杰，杨爱初主编.
广州：中山大学出版社，2024.12. -- ISBN 978-7-306-08262-6

Ⅰ. R135
中国国家版本馆 CIP 数据核字第 20243DX661 号

ZHIYE JIANKANG JIANHU ZHILIANG GUANLI

| 出　版　人：王天琪
| 策划编辑：鲁佳慧
| 责任编辑：麦颖晖
| 封面设计：周美玲
| 责任校对：刘　婷
| 责任技编：靳晓虹
| 出版发行：中山大学出版社
| 电　　话：编辑部 020-84110283，84113349，84111997，84110779，84110776
|　　　　　　发行部 020-84111998，84111981，84111160
| 地　　址：广州市新港西路 135 号
| 邮　　编：510275　传　　真：020-84036565
| 网　　址：http://www.zsup.com.cn
|　　　　　　E-mail：zdcbs@mail.sysu.edu.cn
| 印　刷　者：佛山市浩文彩色印刷有限公司
| 规　　格：787mm×1092mm　1/16　14.25 印张　345 千字
| 版次印次：2024 年 12 月第 1 版　2024 年 12 月第 1 次印刷
| 定　　价：98.00 元

如发现本书因印装质量影响阅读，请与出版社发行部联系调换

# 本书编委会

**主　　编**　胡世杰　杨爱初
**副 主 编**　陈嘉斌　郭集军　王　恰
**参编人员**　（按姓氏笔画排序）
　　　　　　邓小峰　冯文艇　刘志东　肖吕武
　　　　　　肖明慧　张爱华　黄伟欣　温翠菊
　　　　　　谢迎庆

# 前 言

党的二十大报告指出，高质量发展是全面建设社会主义现代化国家的首要任务。职业人群是推动高质量发展的中坚力量和不竭动力。职业健康监护通过定期或不定期的职业健康检查和健康相关资料的收集，连续性地监测职业病危害因素接触者的健康状况，及时发现问题，采取干预措施，是保障职业人群身心健康、保持劳动力资源可持续发展的一项重要工作。其质量和效果事关广大劳动者健康福祉，关系到经济的可持续发展和社会的和谐稳定大局。

近年来，职业健康检查机构的质量建设问题越来越受到政府和社会的重视。职业健康检查机构实施备案制以来，卫生健康行政部门不断出台政策和技术文件，通过成立职业健康检查质量控制中心、组织技术人员培训、开展实验室间比对、实施质量考核等手段，不断强化规范服务行为，大力推动职业健康检查机构提升技术服务能力和规范建设。广东省职业病防治院经过四年努力，顺利通过职业病三级甲等（以下简称"三甲"）专科医院评审，在创建三甲医院的过程中，针对《三级医院评审标准（2022年版）广东省专科医院实施细则（职业病专科）》条款进行梳理，建立了职业健康检查质量控制标准，也积累了丰富的职业健康监护管理经验。在此背景下，为提高行业内职业健康监护服务质量和管理水平，我们基于备案制规则，按照《三级医院评审标准（2022年版）广东省专科医院实施细则（职业病专科）》要求，综合各级职业健康检查机构的经验，特编写此书。

本书主要内容包括职业健康监护有关法规及技术规范、职业健康监护相关操作程序、职业健康检查机构质量管理体系、职业健康检查总结报告和职业健康监护评价报告编写、职业健康监护档案管理、各类职业病危害因素的职业健康检查作业指导书等。本书的编写尽量参考、应用新的法律法规、技术标准、行业规范，注重操作技术的实用性。本书可供职业病诊断医师、职业健康主检医师、职业健康监护的一线医护人员、基层职业健康管理人员使用，同时可供其他职业卫生专业人员、职业健康管理监督执法人员、用人单位职业卫生管理人员等参考使用。

本书由广东省职业病防治院职业健康监护所牵头，广州市职业病防治院、深圳市职业病防治院、佛山市职业病防治所、惠州市职业病防治院等单位共同参与编写。为保证本书的编写质量，编委会多次组织专家分别对书稿内容进行仔细的评审，初稿完成后又组织同行专家对书稿进行研讨，数易其稿，经反复推敲定稿后才最终进入出版流程。在此再次对参与编写的各位专家及各个单位表示衷心的感谢！同时，广东省职业健康协会对本书的编写、审核、出版提供了经费资助，谨此一并致谢！

由于时间仓促，加上《职业健康监护技术规范》修订稿还在审议过程中，本书在编写过程中难免存在缺憾与不足，敬请读者包涵，欢迎读者在使用本书的过程中给我们提出批评和意见。希望本书在编者和读者的共同努力下，经过实践检验，获得进一步的完善和提高。

杨爱初

2024 年 3 月

## CONTENTS 目录

| | | |
|---|---|---|
| 一 | 质量管理文件批准颁布书 | 1 |
| 二 | 职业健康检查服务质量声明 | 2 |
| 三 | 组织 | 4 |
| 四 | 职业健康监护岗位职责 | 8 |
| 五 | 职业健康检查资料收集和应用程序 | 14 |
| 六 | 职业健康监护目标疾病分析确认程序 | 16 |
| 七 | 职业健康监护职业病危害因素分析界定程序 | 18 |
| 八 | 职业健康监护人群界定操作程序 | 20 |
| 九 | 职业健康监护分类和周期确定程序 | 22 |
| 十 | 职业健康监护方法和检查指标选择程序 | 24 |
| 十一 | 职业健康检查的委托协议或合同审核程序 | 26 |
| 十二 | 职业健康检查方案实施程序 | 28 |
| 十三 | 职业健康检查服务标识及可追溯性控制程序 | 31 |
| 十四 | 职业健康检查操作程序 | 33 |
| 十五 | 职业健康监护评价控制程序 | 36 |
| 十六 | 职业健康检查结果质量保证程序 | 39 |
| 十七 | 职业健康检查报告管理程序 | 42 |
| 十八 | 职业健康监护档案建立及管理程序 | 46 |
| 十九 | 煤尘作业人员职业健康检查 | 48 |
| 二十 | 棉尘作业人员职业健康检查 | 51 |
| 二十一 | 其他致尘肺病的无机粉尘作业人员职业健康检查 | 54 |
| 二十二 | 游离二氧化硅粉尘作业人员职业健康检查 | 57 |
| 二十三 | 石棉粉尘作业人员职业健康检查 | 60 |
| 二十四 | 有机粉尘作业人员职业健康检查 | 63 |
| 二十五 | 苯及苯系物作业人员职业健康检查 | 66 |
| 二十六 | 铅及其无机化合物作业人员职业健康检查 | 69 |
| 二十七 | 镉及其无机化合物作业人员职业健康检查 | 72 |

| 二十八 | 汞及其无机化合物作业人员职业健康检查 | 75 |
| 二十九 | 锰及其无机化合物作业人员职业健康检查 | 78 |
| 三十 | 砷作业人员职业健康检查 | 81 |
| 三十一 | 1,2-二氯乙烷作业人员职业健康检查 | 85 |
| 三十二 | 酚类化合物作业人员职业健康检查 | 88 |
| 三十三 | 甲醇作业人员职业健康检查 | 91 |
| 三十四 | 硫酸二甲酯作业人员职业健康检查 | 94 |
| 三十五 | 正己烷作业人员职业健康检查 | 97 |
| 三十六 | 汽油作业人员职业健康检查 | 100 |
| 三十七 | 三氯乙烯作业人员职业健康检查 | 103 |
| 三十八 | 高温作业人员职业健康检查 | 106 |
| 三十九 | 噪声作业人员职业健康检查 | 109 |
| 四十 | 手传振动作业人员职业健康检查 | 117 |
| 四十一 | 紫外线作业人员职业健康检查 | 122 |
| 四十二 | 微波作业人员职业健康检查 | 125 |
| 四十三 | 激光作业人员职业健康检查 | 128 |
| 四十四 | 电工作业人员职业健康检查 | 131 |
| 四十五 | 高处作业人员职业健康检查 | 133 |
| 四十六 | 压力容器作业人员职业健康检查 | 135 |
| 四十七 | 职业机动车驾驶作业人员职业健康检查 | 137 |
| 四十八 | 放射工作人员职业健康检查 | 140 |

## 附录

| 附录一 | 疑似职业病报告卡 | 144 |
| 附录二 | 疑似职业病告知书 | 145 |
| 附录三 | 职业禁忌证告知书 | 146 |
| 附录四 | 有毒有害作业工人健康监护卡 | 147 |
| 附录五 | 职业健康检查结果移送函 | 149 |
| 附录六 | 职业健康检查结果签收函 | 150 |
| 附录七 | 职业健康检查基本信息表（××××年版） | 151 |
| 附录八 | 放射工作人员职业健康检查信息表（××××年版） | 152 |

| 附录九 健康检查基本信息表（××××年版） | 153 |
| 附录十 职业卫生学调查表（简易） | 154 |
| 附录十一 职业卫生现场调查表 | 155 |
| 附录十二 职业健康检查资料汇总 | 162 |
| 附录十三 职业健康检查总结报告 | 163 |
| 附录十四 职业健康监护评价报告 | 180 |
| 附录十五 质量控制专家填表 | 191 |
| 附录十六 职业健康监护名词术语 | 214 |

# 一　质量管理文件批准颁布书

广东省职业健康检查机构××依据《中华人民共和国职业病防治法》（2018年修订）、《职业健康检查管理办法》（2019年修订）、《职业健康监护技术规范》（GBZ 188—2014）、《广东省卫生健康委员会职业健康检查机构备案实施办法》（粤卫规〔2019〕12号）等相关法律法规、技术规范，结合本机构开展职业健康检查工作的质量管理要求，经院长/中心主任办公会议批准，现予以颁布。本手册自××××年××月××日起生效。

本手册是我机构管理体系的法规性文件，是指导我机构建立并实施职业健康检查管理体系的纲领和行为准则，机构全体职工必须遵照执行。

广东省×××××<br>
年　月　日

# 二 职业健康检查服务质量声明

(本节内容仅为示例,各机构可根据实际情况修改)

## 质 量 方 针

科学、公正、诚信、高效。

依法开展职业病防治和职业健康检查,方法科学、行为公正、诚信保密、热情高效、结果准确、顾客满意、创新发展。

## 质 量 目 标

(1)确保质量管理体系持续有效、不断完善,使本院/中心成为优秀的职业健康检查机构。

(2)维持职业健康检查工作的科学性、公正性,确保检查数据的准确。出具的检查报告不得有数据或结论性差错,错误率低于1%,总准确率达到99%以上,发出检测报告及时率达到95%以上。

(3)坚定执行"以客户为中心"的服务宗旨,不折不扣地贯彻执行"科学、公正、诚信、高效"的服务方针,使服务的客户满意率达95%以上,客户有效申诉率低于1%。

(4)加强员工素质建设,加强员工培训,努力提高医务人员的业务水平,技术人员持证上岗率100%。

## 质 量 承 诺

(1)本院/中心站在第三方公正立场,依据国家的相关法律、法规、标准、规范及签订的委托协议等规定,客观、公正地为委托方提供职业健康检查,以相应的标准、规范和规程为依据,对职业健康检查结果进行判断。

(2)依据法律、政策及本机构质量管理的规定,本院/中心的一切职业健康检查活动不受任何行政、经济利益和其他不良因素的压力影响,做到职业健康检查工作独立、结果公正。

(3)本院/中心对所有职业健康检查工作都提供相同的服务质量,做到公正、科学、准确、及时。

(4)本院/中心对所出具的技术数据和报告书(单)负责。

(5)本院/中心制定了《保护国家、委托方机密和所有权程序》,对与国家、委托方相关的机密信息及所有权实施严格的保护措施，以维护国家、委托方的合法权益。

（6）本院/中心依据《中华人民共和国职业病防治法》（2018年修订）、《职业健康检查管理办法》（2019年修订）、《职业健康监护技术规范》（GBZ 188—2014）、《放射工作人员职业健康管理办法》（卫生部令第55号，2007年施行）和《放射工作人员健康要求及监护规范》（GBZ 98—2020）建立质量管理体系，并保证本院/中心的职业健康监护工作能持续有效运行。

（7）本院/中心积极参与国内外职业健康监护业务交流学习，并与之保持良好接触和沟通，不断提高职业健康检查能力和水平。

（8）本院/中心全体员工必须树立服务客户的理念，以良好的职业道德，为客户提供优良、及时的服务。

（9）本院/中心工作人员不得从事可能影响本院/中心公正性的产品研发、技术咨询和商业营销等活动；不得接受客户和有关方面的馈赠、宴请和提供的其他便利，着力维护本院/中心公正形象。

（10）本院/中心和全体员工将承担各项职业健康检查服务中的义务和相应的法律责任，欢迎社会各界的监督。

# 三　组织

## 1　概述

本机构是经××××批准成立的具有独立法人地位的职业健康检查机构。为了确保机构的职业健康检查服务工作科学、公正、准确、有序、高效，依据《职业健康检查管理办法》（2019年修订）、《放射工作人员职业健康管理办法》（卫生部令第55号，2007年施行）、《职业健康监护技术规范》（GBZ 188—2014）、《放射工作人员健康要求及监护规范》（GBZ 98—2020）及《广东省卫生健康委员会职业健康检查机构备案实施办法》（粤卫规〔2019〕12号）等法律法规及技术规范，参照有关职业健康检查、检验、职业病诊治等法规、标准的要求，构建本组织架构及运行质量管理体系。

## 2　组织和管理结构

### 2.1　组织机构

本机构内设若干工作部门，其中包括若干管理部门和若干专业部门。

### 2.2　技术管理层结构

最高管理者/本院院长/中心（副）主任兼任院/中心技术负责人，负责策划、组织及实施技术工作和确保职业健康检查工作质量所需的资源。

### 2.3　质量管理层结构

本机构副院长/副主任兼任总质量负责人和总技术负责人，并按照各类资质备案要求，根据专业特点任命技术和质量负责人，各部门（科、所）任命足够数量的质量监督员，负责质量管理监督，保证管理体系持续有效运行。

## 3　本机构员工行为规范

（1）遵守职业卫生、放射卫生、环境卫生、职业健康监护等相关法律、法规，执行上级指示，落实各项卫生工作政策、法令、条例，依法办事，严格执行《质量管理手册》的规定。

（2）职业健康检查工作必须严格遵守操作程序，执行有关作业指导书、规程、规范和标准，不得违规操作。

（3）抵制干扰，秉公办事，保证检查数据的真实性和判断的独立性。

（4）履行职责，遵纪守法，不以权谋私，与职业健康检查无关的人员不得介入干预职业健康检查工作的进行。

（5）职业健康检查必须在规定时间内完成，未经客户同意，不得超出原规定的期限。

（6）本机构及其人员应对其在职业健康检查活动中所知悉的国家秘密、商业秘密和技术秘密负有保密义务，并制定、实施相应的保密措施。职业健康检查机构有措施确保其管理层和员工不受对工作质量有不良影响的、来自内外部不正当的商业、财务和其他方面的压力影响。

## 4 科室设置

本机构所有管理人员、技术人员（包括从事样本采集、检验、职业健康检查、签发报告、提出意见和解释及操作设备等工作的人员）需按要求根据其所受相应的教育、培训及所具备的经验、技能进行资格确认并持证上岗。

本机构的管理人员和技术人员，应具有所需的权力和资源，履行实施、保持、改进管理体系的职责。应规定对职业健康检查质量有影响的所有管理、操作和核查人员的职责、权力和相互关系。职业健康检查机构应保留对所有技术人员的相关授权、教育、培训和监督的记录，及其能力、资格、技能、经验确认的记录，并包含相应的日期。

### 4.1 院长室（主任室）

（1）贯彻落实国家有关路线、方针、政策、法律、法规，执行上级的指示和各项决议，领导本机构员工公正、科学、高效地完成职业健康检查业务，履行院/中心法定代表人的法律责任和义务。

（2）全面负责本机构业务、行政、人事、科研、财务、后勤等各项工作，组织制定近期、中期计划和远期规划及组织配置机构所需资源，并指挥计划的贯彻实施、定期检查、总结和报告工作。

（3）负责院/中心管理体系的策划、建立、健全，组织制定和实施本机构质量方针、目标，发布公正性声明，批准发布《质量管理手册》、程序文件和相关管理制度。

（4）负责院/中心管理体系持续改进和策划，批准年度改进项目的实施计划。

（5）确保院/中心各种设施、仪器设备和职业健康检查、检验条件符合相关规定，确保有足够数量的职业健康检查或实验人员，并确保相应人员履行职责。

（6）组织业务培训和技术考核。

（7）批准院/中心的内部机构设置，任命副院长/中心副主任、技术负责人、质量负责人、授权签字人、各部门负责人、主检医师等。

（8）负责主持其他管理工作。

### 4.2 职业病科（职业健康检查中心）

（1）负责上岗前、在岗期间、离岗时职业健康检查的业务联系、洽谈和技术服务委托协议草案的拟订。

（2）负责职业健康检查的前期准备工作。

（3）承担职业健康检查全过程的计划、组织及实施。

（4）对体检中心、检验科、功能检查科等相关科室提供的医学检查报告进行整理，对个体检查结果进行综合分析，做出个体评价。

（5）对职业健康检查信息进行统计与分析，编写总结报告书，组织专家审核检查信息，将检查信息送签、整理装订和归档等。

（6）按照职业健康监护网络直报要求，向相关管理科室提交职业健康检查结果报告卡。

（7）完成院领导和上级科室主任交办的其他任务。

### 4.3 质量控制（管理）科

（1）配有专职或兼职的质量监督员和档案管理人员。

（2）制定并建立职业健康检查质量管理体系，内容包括组织架构、资源配置、内部质量管理、档案管理、信息化建设、外部质量管理等方面。

（3）保证职业健康检查质量管理体系完整、规范、操作性强，覆盖注册类别的项目要求，建立健全的文件受控制度，且落实到位。

（4）有效开展内部审核、管理评审。

（5）落实职业健康监护档案管理，对职业健康检查技术服务合同签订、报告审核、授权签发、专用章使用、实验室管理、仪器使用、人员培训、档案管理、安全与环境管理、疑似职业病报告等重要环节分别制定详细的质量管理分项制度以及相关的标准化操作程序。

（6）组织质量负责人、技术负责人及职业健康检查技术人员每2年参加1次职业健康检查法规知识培训，考核合格后方可继续任职。

（7）组织对全机构有计量检定规程的仪器设备进行定期计量检定。

### 4.4 信息装备科

按照省职业健康检查质量控制中心的统一信息化要求，实行信息集中管理。信息装备科应建立职业健康检查信息系统，能够满足省职业健康检查数据储存、统计分析和汇总报告工作的要求，并便于受检者查询个人相关信息；按相关要求通过本辖区内职业健康检查信息平台完成重点职业病监测数据上报及疑似职业病报告。设置信息化管理制度并由专人负责（或兼任），做好网络安全预案。信息装备科具体负责职业健康检查数据上传工作，数据上传的具体要求如下：

（1）上传的数据能与"广东省互联网+职业病防治与职业健康管理平台"实现职业健康检查机构检查报告的互联互通和完整数据对接。

（2）及时、完整地上传所有劳动者的职业健康监护数据、职业健康监护报告卡信息、重点职业病监测数据以及疑似职业病患者的台账信息等。

（3）数据在体检完成后15个工作日内完成上传，以"广东省互联网+职业病防治与职业健康管理平台"提供的电子回执时间为准。

### 4.5 检验科

检验科检测人员不少于2人，其中至少有1人具有中级及以上专业技术职称。检验科开展的检验项目应满足备案职业健康检查项目的要求，实验室检测能力应当符合《职业健康监护技术规范》（GBZ 188—2014）、《放射工作人员健康要求及监护规范》（GBZ 98—2020）等标准和技术规范的要求。对职业健康检查过程和样品检测过程中的相关记录应当妥善保存，确保可溯源：

（1）样品有唯一标识。

（2）有样品交接记录。

（3）外出体检有样品运输及存放记录。

（4）有不合格样品处理记录。实验室操作有质量控制制度，有常规质量控制记录、盲样考核记录。

### 4.6 其他相关科室

（1）协助职业健康监护各部门做好相关检查的协调工作。

（2）负责相关检查检验等的协调工作。

（3）负责相关医务、人事、设备及后勤保障管理工作。

## 5 支持性文件

《职业健康检查工作程序》。

# 四 职业健康监护岗位职责

## 1 目的

明确各岗位、人员的职能、责任、权限,有效调动相关的人员、设备、环境、后勤等资源,确保能够有序、高效开展职业健康监护工作,保证本机构开展的职业健康监护及相关工作符合相关法律、法规及技术规范要求。

## 2 适用范围

职业健康监护,以及与职业健康监护相关的职业健康检查、相关辅助检查及实验室检验等。

## 3 职业健康监护岗位设置

为保证有效、有序组织开展职业健康监护工作,本职业健康检查机构设置以下岗位,分别为职业健康监护科室主任、质量负责人、技术负责人、主检医师及其他相关体检人员。

## 4 岗位和人员职责

### 4.1 职业健康监护科室主任

(1)负责主持全面工作,制订科室工作计划,完善科室各项规章制度,理顺各科室之间的协调关系。

(2)做好职业健康检查质量控制相关工作,做好与职业健康检查质量控制中心的联络、资质备案及质量检查工作。

(3)做好职业健康检查委托协议、反商业贿赂协议签订工作。

(4)做好职业健康监护的质量控制、体检工作人员安排调配、工作进度控制、设备及后勤工作保障控制等相应工作。

(5)指导主检医师编写职业健康检查个体结论报告及总结报告。

(6)审核签发职业健康检查总结报告。

(7)做好科室职工的思想政治教育工作,组织科室职工学习有关政策文件及院/中心党委办公室布置的政治学习任务。

(8)负责组织科室参加院/中心开展的各项政治活动,了解职工的思想动态,抓好医德医风和组织纪律、劳动纪律工作。

(9)组织讨论科室绩效分配方案,定期通报科室存在的问题和公开处理意见。

（10）负责撰写科室每年的工作总结。

### 4.2 质量负责人

（1）由本医疗机构在册的执业医师担任，担任者应具有副高级及以上卫生专业临床技术职务任职资格，熟悉职业病诊断相关法律、法规、标准、技术规范，有近3年内参加过相关职业健康法律法规标准知识培训的证明。

（2）全面负责质量控制职责范围的各项工作：

a. 组织协调各科室日常体检工作的质量监控。

b. 负责组织客户的接待、合作的洽谈、体检工作委托的接收、协议的拟订和评审，组织常规的、一般的、客户要求不变的重复性职业健康检查协议的签订，接收送检样品，分配下达职业健康检查任务，协助技术负责人组织重大协议的评审。

c. 负责职业健康检查报告、总结报告、质量记录格式的审核，职业健康检查报告的发出，质量记录归档的审查。

d. 负责质量投诉和技术问题的调查与纠正处理，以及对所实施的预防措施的跟踪验证。

e. 负责编制质量监控计划（包括实验室间比对和能力验证计划）及其年度总结报告，督促质量监控计划的实施，参与质量监控计划的实施情况及其有效性的年度评审。

f. 负责编写年度管理体系运行情况总结，向管理评审会议提供本部门管理体系运行情况的信息、资料和体系运行情况总结。

g. 负责本科室的年度持续改进目标和实施计划的制订，及其组织实施、跟踪验证和评审。

（3）对全科室职业健康检查的质量负责，对本机构的场所、人员、设备、环境、质量管理体系及运行情况等进行全面检查、宣传、培训考核。

（4）每年定期组织开展职业健康检查内审（或外审）活动，对内审（或外审）不合格的检查项目进行督查整改，并对整改情况进行核查。对未整改或核查不合格的科室，应限制其技术服务。同时，每次内审（或外审）后应将审查报告整理归档。

（5）质量负责人下面应配有专职或兼职的质量监督员和档案管理人员，建立、管理职业健康检查档案资料，并至少留存15年（自受检者最后1次职业健康检查后起）。

（6）及时更新质量体系文件，对新的职业卫生标准进行增补并宣传、贯彻到位。

### 4.3 技术负责人

（1）由本医疗机构在册的执业医师担任，担任者应具有副高级及以上卫生专业临床技术职务任职资格，熟悉职业病诊断相关法律、法规、标准、技术规范，有近3年内参加过相关职业健康法律法规标准知识培训的证明。

（2）对本机构的职业健康检查技术负责，按照《职业健康监护技术规范》（GBZ 188—2014）及各相应的职业病诊断标准，对机构的职业健康检查行为进行技术指导，保证机构的职业健康检查合法合规。

（3）签发职业健康检查总结报告。

（4）参照相关法律法规及其他行业规范，制订本机构内的技术指导意见或工作操作指引，以保证日常医疗工作有序、合理开展。

（5）负责全机构相关人员的技术培训工作，及时更新相关技术标准。负责审核《质量管理手册》、程序文件和相关管理制度，批准技术指导文件、作业指导书和记录表格，审核过期记录的销毁。

### 4.4 主检医师

（1）由本医疗机构在册的执业医师担任，担任者应取得职业病诊断资格，有主检医师任命文书及近3年内参加过相关职业健康法律法规标准知识培训的证明。

（2）编写职业健康检查方案；组织收集职业健康检查相关信息资料；确定职业健康检查必检项目及选检项目；拟定职业健康检查协议；对健康检查方案实施人员进行技术指导；出具职业健康检查个体结论报告；编制职业健康检查总结报告。

（3）全部体检结束后应将所有材料交付档案室汇总保管。

### 4.5 放射诊断医师

（1）熟悉仪器设备的一般原理、性能，掌握其使用及投照技术，认真执行各项规章制度和技术操作规程，工作期间佩戴个人剂量计，做好防护工作，严防差错事故。

（2）负责放射诊断工作，按时完成诊断报告，按要求进行危急值报告和处置，遇到疑难问题，及时请示上级医师。

（3）按要求参加科室集体阅片、疑难病例讨论、会诊和临床病历讨论会。

（4）积极参加院内外各项继续教育、学术活动，担负一定的科学研究和教学任务，做好进修人员、实习人员的培训。

（5）加强与临床科室的联系，不断提高诊断符合率。

（6）服从科室管理和安排，按排班进行人员轮换、值班和休假。

（7）严格执行操作室的清洁、消毒制度，预防院内感染，严格执行《医疗废物管理条例》（2011年修订）。

（8）定期对仪器设备进行维修、保养并做好记录。

### 4.6 肺功能室医师

（1）严格执行各项仪器设备的操作规程。

（2）接待需要检查的人员，了解个人信息，告知注意事项，完成各项检查工作。

（3）分析评估肺功能检查结果，及时、准确地报告检查结果，遇到疑难问题时应与临床医师共同研究解决。

（4）严格执行操作室的清洁、消毒制度，预防院内感染，《医疗废物管理条例》（2011年修订）。

（5）妥善保管仪器设备，认真执行仪器设备管理制度，注意防尘、防污，定期对仪器进行保养和维修，按时检测，保证仪器运转灵敏、正常。

（6）做好仪器设备使用、维修、保养记录。

（7）积极参加院内外各项继续教育、学术活动，不断学习新技术、参与科研任务。

（8）执行科室教学计划，做好进修生、实习生的带教工作。

（9）完成其他指派的各项临时性工作任务。

### 4.7 体格检查室医师

（1）服从科室管理和工作安排，负责体格检查项目的检查。

（2）认真执行各项规章制度和操作规程。

（3）按照体格检查项目的要求，认真询问病史，根据体检对象所接触的有毒、有害因素，重点询问相关病史及相关症状。

（4）按体检程序进行体格检查，确保体检项目无遗漏。

（5）对于问诊情况及体检中发现的阳性体征，在体检表的相应栏目予以简明扼要的描述，较为准确地生成体检小结。

（6）体检过程中对体检对象提出的问题要做好解答工作，尊重体检对象的隐私权。

（7）体检中遇到特殊情况，要及时向科室主任反映，请示处理意见。对重大阳性结果，应及时上报科室主任，视情况告知体检对象和用人单位。

（8）爱护本科室的仪器设备和物品。血压计由专人保管，每天工作前检查仪器设备的使用状态，使用后对仪器设备进行清洁消毒，对仪器设备进行定期保养和维护。

### 4.8 纯音听阈测试室医师

（1）熟悉仪器性能，掌握仪器的操作规程，严格按操作规程开展职业健康检查工作。操作人员指导受检者按要求配合好测试工作，告知其除去身上可能影响检查结果的物品。

（2）及时、准确报告听力检查结果，做好听力结果签发工作，听力检查报告签全名。

（3）积极做好听力检查结果咨询工作。

（4）测听仪器由专人保管，每天使用前进行自校并记录使用状态，每天使用后对仪器进行清洁消毒。对仪器进行定期保养、维护，并做好相应记录。

（5）认真执行医疗器械管理制度，严格按照国家要求对仪器进行计量检定，仪器经过批准和登记手续方能外借。

（6）操作人员定期参加业务技能培训和考核，不断提高技术水平。

### 4.9 心电图室医师

（1）遵守制度，穿戴工作衣帽，上班前做好准备，准时开诊。

（2）对待受检者认真负责，做到细心、关心和热心，检查室内有遮掩设施，尊重受检者隐私权，不泄露受检者隐私。

（3）检查前仔细阅读并核实申请单信息，嘱受检者做好必要的准备。

（4）坚守工作岗位，保证病员、急重病员随到随检或医师直接去病床边检查。

（5）严格遵守操作规程，作图仔细、清晰，要求图像基线稳定、图形完整，遇到特殊病例须加导联检查。

（6）传染病、皮肤病患者检查完毕后，应注意消毒隔离，严防交叉感染。每天及时更换床单、用具，并按消毒隔离要求进行消毒处理。

（7）心电图报告当天发出，每次检查均应登记后才发布报告，确保各次登记、记录、资料完整，并被妥善保管。认真测量、分析心电图，及时确认报告检查结果。如遇到疑难病例或与诊断有分歧的心电图，应组织集体讨论或与临床医师共同研究后书写报告，必要时随诊复查。

（8）危急值须告知患者及家属，及时通知开单医生，并做好记录。

（9）保持室内整洁、有条理，做到每个工作日打扫、清洁、消毒，严防医院感染，确保良好的工作环境。

（10）室内仪器设备随时检查，妥善保养，每天门诊结束后，切断电源，以免发生意外。

（11）指定专人管理室内仪器设备，定期对心电图机进行检查调试，并做好使用、维修记录。

### 4.10 导诊人员

（1）提前十分钟到岗，做好开诊前的准备工作。

（2）熟悉各专科开诊时间、医生出诊时间以及就诊流程。

（3）为门诊就诊患者现场挂号，介绍就诊诊室位置，指导患者就诊。

（4）熟知传染病患者预检分诊制度及流程，发现传染病患者时应做好相应的消毒隔离措施，按预检分诊流程指导患者就诊。

（5）协助住院患者床位预约管理、入院患者办理入院手续及填写相关表格。

（6）熟知团体和个人职业健康检查预约方式、体检流程、报告查询方式和方法。

（7）熟练使用自助登记机，指导体检人员自助登记，熟知机器故障报修、维护方法。

（8）热情接待患者，耐心解答患者的就诊咨询，指导各项检查前的准备工作及注意事项，帮助患者解决就诊中的困难。

（9）提供便民措施方便患者就诊，协助老、弱、残患者就诊，为行动不便者提供轮椅服务。

（10）维护门诊大厅的就诊秩序，根据各窗口的排队情况合理分流就诊者或体检人员。

（11）处理或转接咨询电话，为咨询对象答疑或提供有效途径，为咨询对象解决问题。

（12）熟练掌握门诊各类突发事件的应急处置流程。

（13）维护和报修门诊大厅公共设施。

（14）包括但不限于其他临时工作。

### 4.11 质控员（专职或兼职）

（1）协助科室主任拟定并执行科室年度质量安全工作计划及持续改进计划，开展并完成本科室的质量与安全管理工作。

（2）抓好科室医疗质量、医疗文书书写质量，对存在安全隐患或缺陷的环节或流程，及时报告科室主任处理，并落实跟进整改措施。

（3）组织科室质量小组成员接受全面质量管理、PDCA循环等质量管理理论工具培训与考核。

（4）每月定期对科室各项质量监测指标、安全管理资料进行收集和整理，并对存在的问题进行反馈。

（5）协助科室主任对科室的医疗质量进行考核、评价并记录。

（6）定期对科室质量与安全工作进行总结和分析。

### 4.12 设备管理员（专职或兼职）

（1）负责科室仪器设备的管理。

（2）掌握本科室设备分布与使用情况，建立科室仪器设备台账和管理档案。

（3）配合设备科做好科室仪器设备的定期检定和校准工作。

（4）保证职责范围内的医用设备维护、保养和自我检查，协助设备科保障设备的完好。

（5）组织科室人员学习仪器设备相关管理制度。

（6）配合设备科各种质控督导工作。

# 五 职业健康检查资料收集和应用程序

## 1 目的

规范职业健康检查主检医师职业健康监护资料收集工作，并使其正确应用收集的资料分析劳动者健康变化与职业病危害因素的关系，提出干预措施，指导用人单位及劳动者进行健康保护。

## 2 范围

从事职业健康检查的主检医师在职业健康检查前对用人单位及其员工进行资料采集与应用。采集的资料包括用人单位基本资料、接触有害因素资料、职业病危害防护情况、劳动者既往职业史及医学健康检查阳性结果资料等。

## 3 职责

（1）负责职业健康检查工作中相应资料的收集。

（2）认真执行各项规章制度和操作规程，保证资料收集的准确。

（3）遵守职业健康监护的伦理道德规范，保护劳动者的隐私，采取一切必要的措施防止资料被用于其他目的。

（4）正确应用收集的各种资料，结合作业环境和生产工艺，综合分析劳动者的健康状况与其所从事的职业活动的关系，判断其是否适合从事该工作岗位或是否有疑似职业病。

## 4 工作程序

### 4.1 收集资料

（1）用人单位填写"职业卫生学调查表"，调查表内容包括用人单位名称、编码、经济类型、行业、规模、职工总人数、生产工人数、职业病危害因素作业人数及用人单位通信地址、联系人、电话等。

（2）对用人单位各职业病危害因素岗位的危害因素名称、浓度及具体接触人数进行统计；职业病危害因素监测的浓度或强度资料；产生职业病危害因素的生产技术、工艺和材料；职业病危害防护设施、应急救援设施及其他有关资料［可采用用人单位本年度或上一年度的工作场所职业病危害因素监测资料。如没有监测资料，只有用人单位提供（委托）的职业病危害因素时，要备注危害因素由用人单位提供，告知用人单位要对工作场所进行职业病危害因素检测］。

（3）对个体检查结果资料（含姓名、性别、年龄、工种、工龄及接触的职业病危害因素、职业健康检查类别等基本要素）的收集；准确、及时收集各检查项目的资料；对偏离正常阳性率的检查结果应加强复查与审核。

#### 4.2 应用资料

（1）职业健康监护工作中收集的劳动者健康资料只能用于以保护劳动者个体和群体的职业健康为目的的相关活动，应防止资料的滥用和扩散。

（2）职业健康监护资料应遵循医学资料的保密性和安全性原则，应注意维护资料的完整和准确并及时更新。

（3）职业健康检查机构应以适当的方式向用人单位、劳动者提供和解释个体和群体的健康信息，使他们能从保护劳动者健康和维护就业方面考虑，提出切实可行的改进措施。

（4）在应用健康监护资料评价劳动者是否适合从事某一特定作业或某类型工作时，应首先建议用人单位改善作业环境条件和加强个体防护，在此前提下才能评价劳动者是否适合该工作。劳动者健康状况和工作环境随时都在发生变化，判定劳动者是否适合从事某类工作不应只是一次性的。

#### 4.3 资料管理

（1）落实资料收集签名制度。对资料的准确性和真实性负责（用人单位自己上报部分除外，但要注明）。

（2）统一登记、保管职业健康资料收集表。

（3）实行职业健康监护资料质量检查点评制度。不定期就健康监护资料存在的问题及需要改进部分进行点评，并将质量检查结果纳入绩效考核管理。

## 5 支持性文件

（1）《职业健康监护技术规范》（GBZ 188—2014）。

（2）《放射工作人员健康要求及监护规范》（GBZ 98—2020）。

（3）《职业健康检查管理办法》（2019 年修订）。

（4）《放射工作人员职业健康管理办法》（卫生部令第 55 号，2007 年施行）。

（5）《职业病危害因素分类目录》（国卫疾控发〔2015〕92 号，2015 年施行）。

# 六 职业健康监护目标疾病分析确认程序

## 1 目的

有效地开展职业健康监护,规范职业健康监护工作,熟悉掌握各职业病危害因素的目标疾病并运用到职业健康监护工作中,保护劳动者的健康,预防职业病的发生。

## 2 范围

机构开展各种类别的职业健康监护工作,包括粉尘、化学因素、物理因素、生物因素、放射因素、其他类(特殊作业等)职业病有害因素等的职业健康监护。

## 3 职责

(1)在职业健康检查工作中,围绕目标疾病进行相应有关阳性体征的查找,早期发现相应的目标疾病。

(2)针对目标疾病,提出保护劳动者健康的可行措施(调岗、医学治疗及进行职业病诊断)。

(3)对用人单位就发现目标疾病的岗位提出整改意见,协助用人单位进行相应目标疾病岗位的工艺改进或防护措施的落实。

## 4 工作程序

(1)熟悉《职业健康监护技术规范》(GBZ 188—2014)、《放射工作人员健康要求及监护规范》(GBZ 98—2020)规定的职业健康检查的目标疾病,目标疾病区分职业病和职业禁忌证。

(2)如果目标疾病是职业禁忌证,应确定监护的职业病危害因素及其与所规定的职业禁忌证的关系和相关程度。

(3)如果目标疾病是职业病,应是国家职业病分类和目录中规定的疾病,应和监护的职业病危害因素有明确的因果关系,并要有一定的发病率。

(4)尽可能采用确定的监护手段和医学检查方法,做到早期发现目标疾病,早期干预,对目标疾病的转归产生有利的影响。

(5)对于能致劳动能力永久丧失的疾病,不列为职业禁忌证。

(6)在确定职业禁忌证时,应遵循为劳动者提供充分就业机会的原则。从这个意义上讲,应强调有职业禁忌证的人员在从事接触特定职业病危害因素作业时会更易导致健康损害的必然性。

（7）目标疾病管理。

a. 落实主检医生（项目负责人）签名制度，对目标疾病报告的准确性和真实性负责。

b. 落实对目标疾病的报告制度：告知受检者，告知用人单位，上报当地卫生行政部门及卫生行政监督部门。

c. 目标疾患者员资料表统一登记、保管。

## 5 支持性文件

（1）《职业健康监护技术规范》（GBZ 188—2014）。

（2）《放射工作人员健康要求及监护规范》（GBZ 98—2020）。

（3）《职业健康检查管理办法》（2019 年修订）。

（4）《放射工作人员职业健康管理办法》（卫生部令第 55 号，2007 年施行）。

（5）相关职业病诊断标准。

# 七 职业健康监护职业病危害因素分析界定程序

## 1 目的

规范、有效且科学地对职业病危害因素进行界定，开展职业健康监护工作。熟悉掌握各职业病危害因素并运用到职业健康监护工作中，保护劳动者的健康，预防职业病的发生。

## 2 范围

机构开展各种类别的职业健康监护工作，包括粉尘、化学因素、物理因素、生物因素、放射因素、其他类（特殊作业等）职业病有害因素等的职业健康监护。

## 3 职责

（1）在职业健康监护工作中，正确界定职业病危害因素，并进行相关目标疾病的职业健康监护，早期发现相应的目标疾病。

（2）熟练掌握各职业病危害因素，针对各用人单位的生产工艺，对可能导致从事职业活动的劳动者患病或产生其他不良健康效应的各种危害因素，包括各种有害的粉尘、化学因素、物理因素、生物因素以及在作业过程中产生的其他职业病有害因素进行职业健康监护。

## 4 工作程序

《职业健康监护技术规范》（GBZ 188—2014）、《放射工作人员健康要求及监护规范》（GBZ 98—2020）根据职业病危害因素的不同，将在岗期间定期职业健康检查分为强制性和推荐性两种，除了在各种职业病危害因素相应的项目标明为推荐性健康检查外，其余均为强制性职业健康检查。职业健康监护医师应对职业病危害因素进行界定，其原则为：

（1）已列入国家颁布的《职业病危害因素分类目录》（国卫疾控发〔2015〕92号，2015年施行）的危害因素，符合以下条件者应实行强制性职业健康监护。

a. 该危害因素有确定的慢性毒性作用，并能引起慢性职业病或慢性健康损害；或有确定的致癌性，在暴露人群中所引起的职业性癌症有一定的发病率。

b. 该因素对人的慢性毒性作用和健康损害或致癌作用尚不能肯定，但有动物实验或流行病学调查的证据，有可靠的检查方法，通过系统的健康监护可以提供进一步明确的证据。

c. 有一定数量的暴露人群。

（2）已列入国家颁布的《职业病危害因素分类目录》（国卫疾控发〔2015〕92号，2015年施行），对人体健康损害只有急性毒性作用的，及对人体只有急性健康损害但有明确的职业禁忌证的，上岗前执行强制性健康监护，在岗期间执行推荐性健康监护。

（3）对《职业病危害因素分类目录》（国卫疾控发〔2015〕92号，2015年施行）以外的危害因素开展健康监护，需通过专家评估后确定，评估标准是：

a. 这种物质在国内正在使用或准备使用，且有一定量的暴露人群。

b. 通过查阅毒理学研究资料为主的相关文献，确定其是否符合国家规定的有害化学物质的分类标准及其对健康损害的特点和类型。

c. 流行病学资料及临床资料中有证据表明其存在损害劳动者健康的可能性或有理由怀疑在预期的使用情况下会损害劳动者健康。

d. 对这种物质可能引起的健康损害，是否有开展健康监护的正确、有效、可信的方法，需要确定其敏感性、特异性和阳性预计值。

e. 健康监护能够对个体或群体的健康产生有利的结果。对个体可早期发现健康损害并采取有效的预防或治疗措施；对群体健康状况的评价可以预测危害程度和发展趋势，采取有效的干预措施。

f. 健康监护的方法是劳动者可以接受的，检查结果有明确的解释。

g. 符合医学伦理道德规范。

（4）有特殊健康要求的特殊作业人群应实行强制性健康监护。

（5）职业健康监护医师应向用人单位耐心解释各职业病危害因素是否开展职业健康监护的原因及方法。

（6）对新发现工艺或非强制性健康监护的职业病危害因素，应进行科室讨论并由科室主任签订执行。

（7）对各职业病危害因素进行健康监护时，应有统一的项目登记。

## 5 支持性文件

（1）《职业健康监护技术规范》（GBZ 188—2014）。

（2）《放射工作人员健康要求及监护规范》（GBZ 98—2020）。

（3）《职业健康检查管理办法》（2019年修订）。

（4）《放射工作人员职业健康管理办法》（卫生部令第55号，2007年）。

（5）《职业病危害因素分类目录》（国卫疾控发〔2015〕92号，2015年施行）。

# 八　职业健康监护人群界定操作程序

## 1　目的

职业病危害因素的识别是职业健康监护工作的前提，规范、有效且科学地对接触职业危害因素的人群进行界定，开展职业健康监护。依据国家《职业病危害因素分类目录》（国卫疾控发〔2015〕92号，2015年施行）的要求，结合工作场所职业病危害因素检测资料，识别劳动者职业病危害因素的接触情况，按照《职业健康监护技术规范》（GBZ 188—2014）的要求确定职业健康检查项目，从而保护劳动者的健康，预防职业病的发生。

## 2　范围

机构开展各种类别的职业健康监护工作，包括粉尘、化学因素、物理因素、生物因素、放射因素、其他类（特殊作业等）职业病有害因素等的职业健康监护。

## 3　职责

（1）在职业健康监护工作中，正确界定接触职业病危害因素的人群，并进行相关目标疾病的职业健康监护，早期发现相应的目标疾病。

（2）熟练掌握《职业健康监护技术规范》（GBZ 188—2014）和《放射工作人员健康要求及监护规范》（GBZ 98—2020）中强制性与推荐性健康检查职业病危害因素，对从事相应危害因素职业活动的劳动者进行界定并进行职业健康检查。

## 4　工作程序

根据《职业健康监护技术规范》（GBZ 188—2014）和《放射工作人员健康要求及监护规范》（GBZ 98—2020），职业健康监护医师应对职业病危害因素接触人员进行界定，其原则为：

（1）接触需要开展强制性健康监护的职业病危害因素的人群，都应接受职业健康监护。

（2）接触需要开展推荐性健康监护的职业病危害因素的人群，原则上应根据用人单位的安排接受健康监护。

（3）虽不是直接从事接触需要开展职业健康监护的职业病危害因素作业，但在工作环境中受到与直接接触人员同样的或几乎同样的接触，应视同职业性接触，须和直接接触人员一样接受健康监护。

（4）根据不同职业病危害因素暴露和发病的特点及剂量-效应关系，应确定暴露人群或个体需要接受健康监护的最低暴露水平,其主要根据是工作场所有害因素的浓度或强度以及个体累计暴露的时间。

(5) 离岗后健康监护的随访时间,主要根据个体累积暴露量和职业病危害因素所致健康损害的流行病学和临床的特点决定。

(6) 对新工艺或非强制性健康监护的职业病危害因素接触人员进行界定时,应多方查找资料并考虑暴露和发病的特点及剂量-效应关系,进行专家讨论并记录,由技术负责人或科室主任签订执行。对职业病危害因素接触人员界定时,应有统一的项目登记。

## 5　支持性文件

(1)《职业健康监护技术规范》(GBZ 188—2014)。
(2)《放射工作人员健康要求及监护规范》(GBZ 98—2020)。
(3)《职业健康检查管理办法》(2019 年修订)。
(4)《放射工作人员职业健康管理办法》(卫生部令第 55 号,2007 年施行)。
(5) 相关职业病诊断标准。

# 九 职业健康监护分类和周期确定程序

## 1 目的

按照《职业健康监护技术规范》（GBZ 188—2014）和《放射工作人员健康要求及监护规范》（GBZ 98—2020）的要求规范职业健康检查的种类与周期。

## 2 范围

机构开展各种类别的职业健康监护工作，包括粉尘、化学因素、物理因素、生物因素、放射因素、其他类（特殊作业等）职业病有害因素等的职业健康监护。

## 3 职责

主检医师根据职业卫生学调查收集的各种资料，确定每个职业病危害因素接触者的职业健康检查种类与周期。

## 4 工作程序

职业健康检查分为上岗前检查、在岗期间检查、离岗时检查三类，必要时，一些职业病危害因素接触人员需要进行离岗后医学随访和接受应急健康检查。

### 4.1 上岗前职业健康检查

（1）上岗前健康检查的主要目的是发现有无职业禁忌证，建立接触职业病危害因素人员的基础健康档案。上岗前健康检查均为强制性职业健康检查，应在开始从事有害作业前完成。

（2）下列人员应进行上岗前健康检查：

a. 拟从事接触职业病危害因素作业的新录用人员，包括转岗到该种作业岗位的人员。

b. 拟从事有特殊健康要求作业的人员，如高处作业、电工作业、职业机动车驾驶作业等。

### 4.2 在岗期间的职业健康检查

长期从事规定的需要开展健康监护的职业病危害因素作业的劳动者，应进行在岗期间的定期健康检查。定期健康检查的目的主要是早期发现职业病患者或疑似职业病患者或劳动者的其他健康异常改变，及时发现有职业禁忌证的劳动者；通过动态观察劳动者群体健康变化，评价工作场所职业病危害因素的控制效果。定期健康检查的周期根据不同职业病危害因素的性质、工作场所有害因素的浓度或强度、目标疾病的潜伏期和防护措施等因素决定。

### 4.3 离岗时的职业健康检查

（1）劳动者在准备调离或脱离所从事的接触职业病危害因素的作业或岗位前，应进行离岗时的职业健康检查，主要目的是确定其在停止接触职业病危害因素时的健康状况。

（2）如最后一次在岗期间的健康检查是在离岗前的 90 日内，可视为离岗时检查。

### 4.4 离岗后医学随访检查（离岗后健康检查）

（1）如接触的职业病危害因素具有慢性健康影响，或发病有较长的潜伏期，在脱离接触后仍有可能发生职业病，须进行医学随访检查。

（2）尘肺病患者在离岗后须进行医学随访检查。

（3）随访时间的长短应根据有害因素致病的流行病学及临床特点、劳动者从事该作业的时间长短、工作场所有害因素的浓度等因素综合考虑确定。

### 4.5 应急健康检查

（1）当发生急性职业病危害事故时，对遭受或者可能遭受急性职业病危害的劳动者，应及时组织健康检查。依据检查结果和现场劳动卫生学调查，确定危害因素，为急救和治疗提供依据，控制职业病危害的继续蔓延和发展。应急健康检查应在事故发生后立即开始。

（2）从事可能产生职业性传染病作业的劳动者，在疫情流行期或近期密切接触传染源者，应及时开展应急健康检查，随时监测疫情动态。

（3）落实资料收集签名制度，对资料的准确性和真实性负责（用人单位自己上报部分除外，但要注明）。

（4）职业健康资料收集表统一登记、保管。

### 4.6 职业健康检查周期的确定

职业健康检查在岗期间的检查周期是依据职业病危害因素的不同性质，按作业场所危害作业分级或工作场所职业病危害因素的浓度、强度等来决定的，有的岗位可能半年 1 次，也有可能为 1 年 1 次、2 年 1 次等。职业健康检查周期参照《职业健康监护技术规范》（GBZ 188—2014）中对各职业病危害因素在岗职业健康检查周期的时限规定执行。

如果作业场所没有危害作业分级或现场没有危害强度、浓度参考，通常参考较高级别的职业健康检查周期，以保护劳动者的健康权益。同样，用人单位也可就高要求缩短职业健康检查周期，但不能超出作业分级延长职业健康检查周期。

按现行法规规定，对界定有职业病危害因素接触的岗位，均要进行上岗前的职业健康检查，职业健康检查周期的确定只针对在岗时的职业健康检查。

## 5 支持性文件

（1）《职业健康监护技术规范》（GBZ 188—2014）。

（2）《放射工作人员健康要求及监护规范》（GBZ 98—2020）。

（3）《职业健康检查管理办法》（2019 年修订）。

（4）《放射工作人员职业健康管理办法》（卫生部令第 55 号，2007 年施行）。

（5）相关职业病诊断标准。

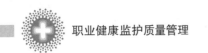

# 十 职业健康监护方法和检查指标选择程序

## 1 目的

规范、有效且科学地对劳动者所接触职业病危害因素进行准确、具体的医学检查方法和检查指标的选择，开展职业健康监护。熟悉掌握各职业病危害因素具体的医学检查方法和检查指标，并运用到职业健康监护工作中，保护劳动者的健康，预防职业病的发生。

## 2 范围

机构开展各种类别的职业健康监护工作，包括粉尘、化学因素、物理因素、生物因素、放射因素、其他类（特殊作业等）职业病有害因素等的职业健康监护。

## 3 职责

在职业健康检查工作中，正确确定具体的医学检查方法和检查指标，并进行相关目标疾病的职业健康监护，早期发现相应的目标疾病。

熟练掌握《职业健康监护技术规范》（GBZ 188—2014）、《放射工作人员健康要求及监护规范》（GBZ 98—2020）中确定的具体医学检查方法和检查指标，遵循这些方法与指标确定的原则进行职业健康监护。

## 4 工作程序

根据《职业健康监护技术规范》（GBZ 188—2014）、《放射工作人员健康要求及监护规范》（GBZ 98—2020），职业健康监护医师应根据监护的种类和不同的职业病危害因素及其目标疾病，确定具体的医学检查方法和检查指标。相关规范对各种职业病危害因素规定的是最低检查标准，职业卫生专业服务人员可以根据不同情况提出建议增加检查指标，但应有充分的理由。

### 4.1 确定职业健康监护方法和检查指标的基本原则

（1）检查方法应是成熟的可靠的技术，不能在法定职业健康监护中进行科学实验或研究。

（2）检查方法和指标易为劳动者接受。

（3）检查指标应有明确的意义，并与监护目标密切相关。

（4）应考虑检查指标的特异性和敏感性，避免使用不能满足要求的检查指标。

（5）考虑检查方法和检查指标的费用。

（6）考虑文化、宗教等因素，符合医学伦理道德规范。

（7）定期对整个健康监护项目进行审查，并根据工作条件的改善及时进行修改。

（8）考虑到检查方法的技术性，医务科宜对所采取的技术方法和检查指标做出统一规定。

### 4.2 生物标志物的确定原则

（1）用于职业健康监护的生物标志物可分为生物接触标志物和生物效应标志物。生物接触标志物是指用生物材料中所接触物质，或其与靶细胞或靶器官相互作用的产物，或其代谢产物的含量反映机体的接触水平。生物效应标志物是指暴露职业病危害因素所引起的机体中可检测的生化、生理等指标。

（2）作为筛检职业健康监护目标疾病的生物标志物，应满足以下条件：

a. 有灵敏可靠的生物检测方法，易为劳动者所接受。

b. 生物接触标志物能够反映劳动者的暴露水平。

c. 生物效应标志物能反映所暴露职业病危害因素的健康效应。

## 5 支持性文件

（1）《职业健康监护技术规范》（GBZ 188—2014）。

（2）《放射工作人员健康要求及监护规范》（GBZ 98—2020）。

（3）《职业健康检查管理办法》（2019 年修订）。

（4）《放射工作人员职业健康管理办法》（卫生部令第 55 号，2007 年施行）。

（5）相关职业病诊断标准。

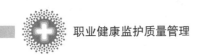

# 十一　职业健康检查的委托协议或合同审核程序

## 1　目的

规范职业健康监护管理，避免与用人单位产生不必要的法律纠纷，按职业健康监护的有关法律、法规，与用人单位就职业健康检查所涉及的各项内容进行书面约定，细化并规范职业健康检查项目的各项工作，指导职业健康检查各方及其工作人员开展相应的工作，明确各方及其工作人员的职责，确保职业健康检查工作质量。

## 2　范围

包括团体委托协议或合同及散检人员所持用人单位介绍信。

## 3　职责

（1）在职业健康监护工作中，正确规范签订具体委托协议及按合同格式审核相关协议。

（2）熟练掌握《职业健康监护技术规范》（GBZ 188—2014）、《放射工作人员健康要求及监护规范》（GBZ 98—2020）中确定的职业病危害因素的有关职业健康检查项目、目标疾病、服务项目及在职业健康监护中可能出现的各种问题（包括收费标准、付款方式、资料给付、联系方式及纠纷仲裁等），并拟定相关的协议或合同。

（3）委托协议或合同由双方法定代表人签字。

## 4　工作程序

按照《职业健康监护技术规范》（GBZ 188—2014）和《放射工作人员健康要求及监护规范》（GBZ 98—2020），受委托方应与委托方协商，就职业健康检查工作进行必要的沟通。

### 4.1　委托协议或合同的内容

（1）主要内容：制定委托协议或合同的目的、依据；职业健康检查依据的主要法规、标准；职业健康检查项目负责人、主检医师、联系人；职业病危害因素；健康检查类别；检查人数；检查项目（确定依据、必检项目、选检项目、非职业性项目）；检查时间；检查地点；检查收费标准及预算；结果报告的内容、方式和时间；质量保证。必要时还应写明检查前期准备，检查人员安排，检查场地布置，主要仪器设备，样品的采集、运送和交接，需要对方提供的条件，检查注意事项，后勤保障措施等。合同中应包含反商业贿赂条款。

（2）用人单位如有加检项目或涉及个人隐私的项目，必须在方案中写明，让受检者知情，并明确各方责任和义务。

（3）职业健康检查项目中相关的法律责任、义务在必要时应加以明确，如职业病危害资料真实性责任、受检者身份的核查责任、样品污染变质责任、告知义务等。

### 4.2 职业健康检查委托协议或合同的审查和签订

（1）要求：在接受职业健康检查委托意向、现场调查、制定职业健康检查方案后，经过与委托方的沟通协商，应拟订、审核、签订职业健康检查委托协议或合同。职业健康检查机构应在质量管理体系文件中对职业健康检查委托协议或合同的审查、签订程序给予明确规定，同时，对涉及国家秘密、可能产生重大社会影响、涉及重要诊断或鉴定的职业健康检查项目应制定更为严格的审核、签订程序，以确保协议满足项目在保密、质量、公正性等方面的特殊要求。

（2）方式：职业健康检查项目均应签订书面职业健康检查委托协议或合同。如果适合，职业健康检查机构可以与委托方签订长期委托协议或合同，但委托方应书面提供每批次职业健康检查受检者名单、委托检查职业病危害因素种类及职业健康检查类别。

（3）审查：职业健康检查机构应依管理体系规定程序对委托协议或合同进行合法性、可行性审查。

a. 合法性审查：职业健康检查机构资质及服务范围是否符合委托项目要求；报告出具时间是否超过相关规定期限；委托方委托项目内容、要求是否符合职业健康检查相关法规、标准及民事法规的相关规定；涉及第三方的合法性审查，如对受检者知情权、就业公正性、个人隐私保护、委托方秘密保护、是否损害第三方权益等。

b. 可行性审查：职业健康机构及委托方具备的人员、仪器设备、技术条件、场地情况能否满足项目需求；能否按时、按质完成检查工作，及时发出检查报告。

（4）签订：职业健康检查机构应按其规定程序与委托方签订书面职业健康检查协议或合同。职业健康检查机构没有正当理由，不得拒绝来自区域内的个人或单位的职业健康检查委托项目，如有充分理由不能接受委托，应给予说明、解释并指明解决途径，必要时出具书面材料。

## 5 支持性文件

《职业健康监护技术规范》（GBZ 188—2014）。

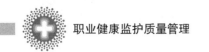

# 十二 职业健康检查方案实施程序

## 1 目的

按照《职业健康监护技术规范》（GBZ 188—2014）、《放射工作人员健康要求及监护规范》（GBZ 98—2020）要求，规范职业健康检查方案的实施。

## 2 范围

机构开展各种类别的职业健康监护工作，包括粉尘、化学因素、物理因素、生物因素、放射因素、其他类（特殊作业等）职业病有害因素等的职业健康监护。

## 3 职责

（1）主检医师负责收集现场职业卫生学调查资料。

（2）主检医师负责编制职业健康检查方案。

（3）主检医师负责职业健康检查方案的实施，包括协商职业健康检查项目、场地，签订职业健康检查协议，做好医护人员的后勤及工作保障工作；及时跟进职业健康检查进度，及时复查，出具职业健康检查结论及报告等。

## 4 工作程序

### 4.1 制订用人单位职业健康监护计划

用人单位根据相关规范的要求，制订接触职业病危害因素劳动者的职业健康检查年度计划，于每年11月月底前向职业健康检查机构提出下一年度职业健康检查申请，签订委托协议或合同，内容包括接触职业病危害因素种类、职业病危害因素接触人数、健康检查的人数、检查项目、检查时间、检查地点等。同时应将下一年度职业健康检查计划报辖区的卫生监督机构备案。

### 4.2 项目负责人确定

（1）指定一名主检医师作为项目负责人。

（2）项目负责人的要求：工作认真负责，掌握职业健康监护的法规和技术规范，具备该项目相关的职业卫生知识，熟悉相关的职业病诊断标准。

### 4.3 职业卫生学调查

调查用人单位的基本情况，包括接触职业病危害因素的人数、岗位、工种、接触浓度（强度）、接触时间、防护情况等，对既往已开展职业健康监护的用人单位核实生产工艺、原辅材料的使用等的变化。

### 4.4 职业健康检查项目的确定

应根据监护的种类和不同的职业病危害因素及其目标疾病，确定具体的医学检查方法和检查指标，必须包括职业健康监护规范规定的必检项目。同时可以根据不同情况提出增加检查项目的建议，但应有充分的理由。

对于必检项目、选检项目、混合接触多种有害因素、隐匿有害因素危害职业健康检查项目（如电解锌、废矿渣运输、有机锡等），应进行科学、全面的考虑。

考虑保健和体检同时进行，可以增加其他健康项目，但涉及隐私的检查项目如乙肝两对半、艾滋病检测等，应有员工本人及用人单位双方知情同意书。

### 4.5 委托协议、反商业贿赂协议的签订

根据《职业健康检查管理办法》（2019 年修订）的规定，职业健康检查需要用人单位与职业健康检查机构签订职业健康检查委托协议或合同。根据纪律检查委员会巡查要求，必要时还应签订反商业贿赂协议。

### 4.6 场地考察与布局（外出职业健康检查）

各科检查项目布局包括纯音听阈测试环境要求、B 超检查隐私要求、脑电图检查环境要求、水及电源要求、检查空间要求等。

### 4.7 时间、人数和进度安排

对各项检查项目的时间、人数和进度做好安排，如高温作业职业健康检查应安排在每年高温季节来临之前，每天职业健康检查人数的波动不超过计划的 10%，纯音听阈测试应在受检者脱离噪声 14 小时以上后开展，等等。

### 4.8 注意事项

项目负责人应提前告知用人单位联络人职业健康检查注意事项。

环境要求：场地安静、舒适（光线、通风、温度、湿度等适宜），水、电、网络可以满足体检需要等。

样本留取要求：尿标本的留存（班末尿、晨尿、24 小时尿、任意尿）、头发标本的采集要求等。

标识要求：放射科检查须张贴"孕妇免 X 射线检查"、放射体检车设置警戒范围、张贴肺功能检查禁忌等。

其他检查要求：空腹、衣着宽松舒适要求等。

### 4.9 职业健康检查表格准备

职业健康检查信息表、职业健康检查指引单等的准备。

### 4.10 后勤工作保障落实（外出职业健康检查）

落实医护人员的住宿、休息、饮食等场所。

### 4.11 仪器设备准备和职业健康检查场地布置（外出职业健康检查）

一般现场常用职业健康检查仪器设备为听诊器、叩诊锤、色觉检查表、B 超仪器、X 光机、听力计、肺功能测试仪、心电图机、尿液检测仪、针头、采血管（根据项目选择采血管类型，如抗凝管、促凝管），应预先准备并确保其运行正常、准确。根据实际情况，实施检查前应将预计职业健康检查的人数和项目（主要是需要检验的项目）告知检验科室。

到达职业健康检查现场后，在醒目位置张贴"职业健康检查流程图"，按照现场布置摆放好各种仪器设备，标识应清楚。职业健康检查仪器设备应完成开机检查，完成调

试后将仪器设备连接职业健康检查信息系统。

#### 4.12 职业健康检查过程控制

受检者应按照以下流程进行职业健康检查：递交"职业健康检查信息表"、照相、登记、领取指引单和条形码、领取生物样品留样管、进行内外科检查、进行功能检查（B超检查、心电图检查、纯音听阈测试、肺功能检查、X射线检查等）、生物样品（血样、尿样）留样。职业健康检查中心应安排专人负责收指引单，如受检者拒绝接受检查，应由受检者或受检单位代表签名确认（查漏补检）。

保证职业健康检查编码的唯一性，提供个人填写范本，确保受检者填写的项目信息完整、规范，并由受检者本人签名确认，注意受检者个人隐私的保护。

保证标本采集、保存、转运和检测等过程符合相关规范要求。

#### 4.13 现场复检、增减项目的落实

现场复检：如受检者因紧张而出现心率快、血压偏高或偏低，须休息后重新检测相应项目；现场不合格标本应让受检者及时重新留取标本。

现场增减项目：现场检查发现异常时，须增减特异性检查项目，如甲状腺大应及时增加甲状腺功能检查、心律异常增加心电图检查、听力异常增加电耳镜检查、腹部触及肿块时增加腹部B超检查及肿瘤标志物检查、发现肺功能检查禁忌证须取消肺功能检查等。

#### 4.14 项目负责人追踪检测结果报告的及时性

临床危急值、紧急处理项目应及时告知受检者及用人单位并追踪。如样本留存时间有特殊要求，应及时告知检验科。

#### 4.15 个体结论报告及总结报告

评价标准统一，报告格式化、表格化，确保职业健康检查结束之日起30个工作日内完成并交付全部结果及报告。按年度汇总职业健康检查结果，并将汇总材料和职业禁忌证名单交给用人单位，发现疑似职业病劳动者时应通知用人单位并报告所在地职业卫生管理部门，职业禁忌证、疑似职业病者须书面告知劳动者本人。

## 5 支持性文件

（1）《职业健康监护技术规范》（GBZ 188—2014）。

（2）《放射工作人员健康要求及监护规范》（GBZ 98—2020）。

（3）《职业健康检查管理办法》（2019年修订）。

（4）《放射工作人员职业健康管理办法》（卫生部令第55号，2007年施行）。

（5）相关职业病诊断标准。

# 十三　职业健康检查服务标识及可追溯性控制程序

## 1　目的

通过对职业健康检查的环境标识、人员标识、物品药品标识、设备标识、受检者标识、样品标识、检查记录标识及标识的可追溯性的控制，确保服务标识规范、明确以及检查结果或数据的可追溯性，提高职业健康检查服务质量。

## 2　范围

适用于职业健康检查范围内的受检者标识、样本标识、检查检验数据记录标识，以及职业健康检查工作场所环境、人员、物品药品、设备的标识及其可追溯性管理。

## 3　职责

（1）信息装备科负责体检受检者、受检样本、检查检验记录条形码标识及其之间可追溯性管理。

（2）体检信息登记窗口医务人员负责对体检受检者的基本信息记录、体检指引单、样本及相关检查单和检验单之间建立可追溯性的条形码标识及其发放管理。

（3）总务科负责职业健康检查场所环境的服务标识、设施标识等各种标识的设施管理。

（4）信息装备科负责医疗仪器设备标识及其可追溯性管理。

（5）医务科负责服务标识及其可追溯性管理。

## 4　工作程序

### 4.1　职业健康检查的条形码标识

（1）职业健康检查机构使用条形码标识作为受检者及其基本信息、检查结果、样本、检查检验数据的可追溯标识。

（2）职业健康检查的信息登记窗口的信息登记人员根据受检者的"职业健康检查基本信息表"及相关的规定要求，在给受检者拍照存档及录入相关信息时，建立受检者基本信息记录、体检指引单、标本或标本容器与相关检查单和检验单的条形码标识并保证它们之间的可追溯性。

（3）采集相关的检验样本（留尿或采取血样）的医技人员采集样本时应仔细核对受检者的基本信息及其条形码标识，负责对样本或样本容器加贴条形码标识，保证受检者与其样本的可追溯性和唯一性。

（4）医师或医技人员按相关程序对受检者进行检查或样本检验时，应读取并确认受检者的基本信息及条形码的一致性，确保检查检验记录数据的可追溯性。

### 4.2 体检场所标识

（1）医疗机构应设有门诊部（体检）、住院部等就医环境与非就医环境的区别标识。

（2）医疗机构的就医环境应有明确的场所、地点、方向、位置等导医指引标识，如指示牌、指引牌、文字介绍、图片展示、电子屏幕显示等。

（3）医疗机构的公共设施上应有明确的名称或图示标识，对于具有危险性的设施应有警示标识。

（4）各科室或诊室应有科室名称、诊室名称的挂牌标识，医生办公室、护士休息室及公共设施区域（如公共卫生间）等应有标识。

### 4.3 医务人员标识

医师、医技、护理等医务人员上岗时应穿戴相应的工作服饰，佩戴胸卡。

## 5 支持性文件

《职业健康监护技术规范》（GBZ 188—2014）。

## 6 相关记录表格（质量记录和技术记录）

（1）职业健康检查表、放射工作人员职业健康检查表。
（2）职业健康检查评价报告。
（3）职业健康检查基本信息表。
（4）职业健康检查委托协议。
（5）职业健康检查方案。
（6）相关检测项目的检查单。

# 十四　职业健康检查操作程序

## 1　目的

规范职业健康监护，按照职业健康监护的有关法律、法规，对到医疗机构进行职业健康检查的人员或用人单位组织进行团体职业健康检查的人员，建立涉及导医、分诊、处置等各项职业健康检查相关内容的全过程工作流程，确保就诊的职业健康检查人员在有限的时间内得到有效、优质、规范的职业健康监护服务。

## 2　范围

（1）适用于对各科室、诊室、岗位及主检医师的职业健康检查服务过程的控制。

（2）个人自述"职业病危害因素接触"前来体检时可参照执行，但需要其填写"健康检查信息表"（粉红色）后，方可向其发放"健康检查表"。

## 3　职责

（1）职业健康检查中心主任负责职业健康检查服务的统一策划、组织实施、监督和检查。

（2）主检医师负责确认受检者的职业病危害因素及相关的检查项目或内容，各职业病诊室医师负责本诊室体检工作的安排和组织实施。

（3）护士做好候检者的咨询、导医、分诊指引工作，并执行本岗位的护理工作。

（4）各岗位医师负责按照《职业健康监护技术规范》（GBZ 188—2014）、《放射工作人员健康要求及监护规范》（GBZ 98—2020）或相关职业病诊断标准进行相应的职业健康检查。

（5）医技人员按专业工作职责对受检者进行检查检验，提供准确、客观的数据和检查检验报告。

（6）严格执行查对制度，尊重受检者的个人隐私，语言规范礼貌。

## 4　工作程序

### 4.1　导医服务

（1）设置导医人员，为受检者提供及时的导医咨询服务，指引、帮助受检者及时、准确地选择科室开单体检。

（2）在显眼处设置醒目标识，如文字介绍、图片展示、电子屏幕显示等，以利于受检者自行选择就诊。

### 4.2　团体体检

团体组织的职业健康检查应由用人单位事先联系职业健康检查机构，签订职业健康检查委托协议或合同，用人单位向职业健康检查机构提供职业病危害因素接触相关资料。检查机构根据《职业健康监护技术规范》（GBZ 188—2014）要求与用人单位商定检查项目，确定职业健康检查方案，建立体检套餐并导入系统。受检者来院体检时只需带身份证在自助机确认基本信息、登记体检即可。

#### 4.3 个体职业健康检查（散检）

（1）受检者根据个人接触的职业病危害因素及单位介绍信到相应诊室就诊。

（2）主检医师向受检者询问职业史和职业病危害因素接触史，指导受检者正确填写"职业健康检查基本信息表"。

（3）根据体检者接触职业病危害因素状况和《职业健康监护技术规范》（GBZ 188—2014）或《放射工作人员健康要求及监护规范》（GBZ 98—2020）的规定确定体检项目。

#### 4.4 体检信息登记

（1）职业健康体检者按规定要求填写"职业健康检查基本信息表"，凭该表到登记处窗口进行电脑录入登记。

（2）检查登记人员根据受检者的"职业健康检查基本信息表"及相关的规定要求，给受检者拍照存档及录入相关信息，发放体检指引单、条形码标识及相关检查、检验单。

#### 4.5 检验样本采集

受检者持体检指引单、条形码等到检验样本采集窗口采样（留尿或采集血样），样本采样者负责对样本加贴条形码标识，保证样本的可追溯性和唯一性。

#### 4.6 检查和检验

（1）受检者凭指引单到相应诊室检查。

（2）样本采集窗口医技人员负责将采集的样本送达检验室进行检验。

（3）体检完毕，受检者应将体检指引单交回"登记处"窗口。

#### 4.7 职业健康检查报告的领取

（1）个体体检者：自取者可在体检结束后30日内（可在公众号查询报告进度）持本人身份证到登记处领取体检报告；选择邮寄报告者，检查报告将按预留的邮寄信息寄送给受检者。

（2）团体体检者：体检结束后30日内（具体时间与项目负责医生联系）按通知领取体检报告。

## 5 支持性文件

（1）《职业健康监护技术规范》（GBZ 188—2014）。

（2）《放射工作人员健康要求及监护规范》（GBZ 98—2020）。

（3）《职业健康检查管理办法》（2019年修订）。

（4）《放射工作人员职业健康管理办法》（卫生部令第55号，2007年施行）。

（5）相关职业病诊断标准。

## 6 相关记录表格（质量记录和技术记录）

（1）职业健康检查表。
（2）放射工作人员职业健康检查表。
（3）职业健康检查总结报告。
（4）职业健康检查基本信息表。
（5）健康检查信息表。
（6）职业健康检查委托协议或合同。
（7）职业健康检查方案。
（8）相关检测项目的检查单。

## 7 流程图

职业健康检查流程如图 14.1 所示。

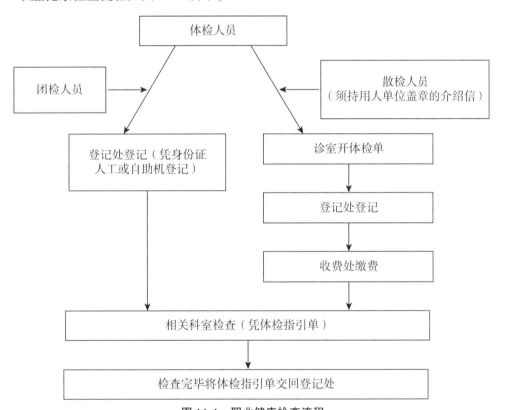

图 14.1　职业健康检查流程

# 十五　职业健康监护评价控制程序

## 1　目的

根据《职业健康检查管理办法》（2019 年修订）和与用人单位签订的职业健康检查委托协议或合同，职业健康检查机构应按时向用人单位提交职业健康检查报告。必要时可根据用人单位的要求进行健康监护评价。健康监护评价是指根据职业健康检查结果和工作场所监测资料，对职业病危害因素的危害程度、防护措施效果等进行综合评价，并提出综合改进建议。职业健康检查报告和评价应遵循法律严肃性、科学严谨性和客观公正性。

## 2　范围

本程序适用于职业健康检查个体结论报告、职业健康检查总结报告、职业健康监护评价报告。

## 3　职责

（1）主检医师负责职业健康检查总结报告及职业健康监护评价报告的资料收集、统计分析及报告编写。

（2）职业健康检查质量负责人负责职业健康检查总结报告及职业健康监护评价报告的审核。

（3）科室主任（技术负责人）负责职业健康检查总结报告及职业健康监护评价报告的签发。

## 4　工作程序

### 4.1　职业健康检查个体结论报告

#### 4.1.1　体检表

每个受检者的体检表，应由主检医师审阅后填写体检结论并签名。个体结论报告包括受检者姓名、性别、接触有害因素名称、检查异常所见、结论、建议等。结论和意见包括是否可以继续从事原岗位工作，是否因职业禁忌证需要调离原职业病危害因素接触环境或暂时调离进行适当治疗，是否发现疑似职业病而需提请职业病诊断，是否出现健康损害而需要复查。

#### 4.1.2　个体结论报告

无论有无发现异常，均应出具个体结论报告。个体结论报告由主检医师审核签名，并加盖检查机构印章。个体结论报告一式两份，一份出具给受检者，一份出具给用人单位。根据《职业健康监护技术规范》（GBZ 188—2014），个体结论分为以下 5 种：

（1）目前未见异常：本次职业健康检查各项检查指标均在正常范围内。

（2）复查：本次职业健康检查发现与目标疾病相关的单项或多项异常，需要通过复查以进一步明确结论。

（3）疑似职业病：经检查怀疑患有职业病，需要提请职业病诊断机构进一步明确诊断。

（4）职业禁忌证：检查发现有职业禁忌，须写明具体疾病名称。

（5）其他疾病或异常：除目标疾病之外的其他疾病或某些检查指标的异常。

4.1.3 "复查"情况处置原则

（1）怀疑劳动者为"职业禁忌证"或"疑似职业病"，应先予复查再作出结论。

（2）需要"复查"的，应明确复查的内容和时间，并告知未在规定时限内进行复查的不利后果。

（3）应及时将异常结果和复查建议送达用人单位、劳动者本人或其指定人员，敦促用人单位及时安排劳动者复查。

（4）所有目标疾病的复查均要求在职业健康检查结束之日起 30 个工作日内完成并出具报告。

（5）为保障劳动者和用人单位双方合法权益，用人单位未在规定时间内安排复查且无正当理由的，职业健康检查机构可按最近一次职业健康检查结果作出结论（不含"复查"）与评价，并通知用人单位和劳动者本人。

4.1.4 常见职业病危害因素（在不能排除具有相应职业接触史的情形下）作业人员复查工作要点

（1）噪声作业：如初次筛查纯音听阈测试结果已达疑似噪声聋起点，为排除暂时性听觉阈移的影响，要求受试者脱离噪声环境 48 小时后复查 1 次纯音听阈测试；再次复查后结果仍达到疑似噪声聋起点，要求受试者脱离噪声环境 7 天后再复查 1 次纯音听阈测试；再次复查后结果仍达到疑似噪声聋起点，可考虑为疑似职业性噪声聋。听阈结果应以以上 3 次纯音听阈测试每一频率中最小阈值进行计算。

（2）粉尘作业：

a. 如胸片改变疑与粉尘有关并已达诊断起点，要求 7 天内加做胸部计算机断层扫描（CT）进行鉴别诊断；无法排除尘肺胸片影像学改变时，可考虑为疑似职业性尘肺病。

b. 如胸片影像学改变与粉尘职业接触史不相符，应追查劳动者既往矿物性粉尘职业接触史；如发现胸片影像学已达诊断起点，应建议劳动者提请职业病诊断。

（3）苯作业：如血常规检查发现异常（如白细胞计数低于 $3.5×10^9$/L 或中性粒细胞计数低于 $1.8×10^9$/L），建议在当次检查结束后第 7 天、第 14 天分别复查血常规检查 1 次。白细胞或中性粒细胞单一指标出现 2 次异常，可考虑为疑似职业性慢性苯中毒。

（4）手传振动作业：

a. 如检查中发现白指，可考虑为疑似职业性手臂振动病。

b. 如检查中发现周围神经系统受损症状，复查冷水复温试验出现白指，可考虑为疑似职业性手臂振动病。

c. 如检查中受检者出现手麻等症状，神经-肌电图检查结果提示神经传导速度减慢或远端潜伏期延长，可考虑为疑似职业性手臂振动病。

4.1.5 建立"复查"情况处置管理制度

职业健康检查机构应建立"复查"情况处置相关管理制度，确保职业健康检查工作规范，保障劳动者的相关权益。

（1）制定"复查"报告、通知、送达、追踪等工作流程，明确相应的岗位，建立健全责任制。

（2）建立《"复查"通知和送达登记记录》，设立"复查"通知和送达工作人员，确保异常结果和复查建议已通知并送达用人单位、劳动者本人或其指定人员。

（3）建立《"复查"追踪登记记录》，设立复查追踪工作人员，敦促用人单位及时安排劳动者复查，加强复查追踪工作的落实情况。

（4）主检医师在规定时限内，根据有无复查、复查结果、未做复查原因等情况，根据处理原则作出结论。

（5）定期学习和总结，不断提升机构工作人员对复查追踪重要性的认识，提出持续改进的具体措施。

### 4.2 职业健康检查总结报告

（1）总结报告由项目负责人编写，相关人员审核，授权签发人签发，并加盖检查机构印章。总结报告一式两份，向委托方出具一份，职业健康检查机构存档一份。

（2）总结报告的主要内容包括受检单位、职业健康检查种类、应检人数、受检人数、检查时间和地点、体检工作的实施情况，发现的疑似职业病、职业禁忌证和其他疾病的人数及汇总名单、处理建议等。

### 4.3 职业健康监护评价报告

职业健康监护评价报告是根据职业健康检查结果和收集到的历年工作场所监测资料及职业健康监护过程中收集到的相关资料，通过分析劳动者健康损害和职业病危害因素的关系，以及导致职业健康损害的原因，预测健康损害的发展趋势，对用人单位劳动者的职业健康状况做出总体评价，并提出综合改进建议。

编写报告需要有详细的作业场所职业病危害因素资料，有一定数量的受检人员或可供评价的连续多次健康检查资料。根据职业健康检查结果，分析群体职业健康状况的变化与接触职业病危害因素的关系，对职业病危害因素的危害程度、防护措施效果进行综合评价，找出职业病防护设施、职业病防治管理、个体职业病危害因素防护、人员设置等方面存在的问题，提出相应的改进意见和干预措施。

## 5 支持性文件

（1）《职业健康监护技术规范》（GBZ 188—2014）。

（2）《职业健康检查管理办法》（2019年修订）。

（3）相关职业病诊断标准。

# 十六　职业健康检查结果质量保证程序

## 1　目的

采取多种保证措施,对职业健康检查涉及的资源、过程、操作等进行全程质量控制,保证职业健康检查结果质量,规范职业健康监护工作,保证医学检查和相关资料的准确、可靠,避免不必要的医学纠纷。

## 2　范围

适用于职业健康检查质量的各种活动。

## 3　职责

（1）职业健康检查机构各部门负责人负责组织各项质量保证计划或措施的制订和实施。

（2）质量监督人员负责各项质量保证计划和措施实施过程的监督检查、验证、记录及向科室主任汇报质量保证措施实施的进展状况和检查或验证结果。

（3）职业健康检查科室主任负责质量保证措施实施效果的评价、审核,以及组织改进。

（4）主检医师负责评价工作的实施,以及评价报告的资料收集、统计分析及编写;科室主任负责评价报告书的签发。

## 4　工作程序

### 4.1　人员

已备案的职业健康检查技术服务机构在备案范围内开展职业健康监护工作,机构应配备充足的健康检查医护人员,满足开展职业健康检查的需求。机构人员结构安排合理,人员应完成培训并取得健康检查资格证书,项目负责人的资历应符合要求。

### 4.2　设备

按照《广东省卫生健康委员会职业健康检查机构备案实施办法》（粤卫规〔2019〕12号）配备足够的健康检查设备,满足健康检查工作需要。设备通过计量认证,定期检定合格和校准,保证设备性能和参数符合检查的要求。按程序进行日常维护、期间核查,并做好记录,保证设备功能稳定。现场检查设备使用前应检查或校准,做好记录。

### 4.3　职业健康检查管理体系文本

#### 4.3.1　建立职业健康检查相关管理制度

职业健康检查管理制度应包含职业健康检查质量管理制度、协议管理制度、仪器设备管理制度、档案管理制度、危急值和重大疾病报告管理制度、信息报告制度（含疑似职业病报告）等，制度文本中包括编号、制定时间、修订时间及修订内容。制度应根据相关法规及工作变化情况及时修订，原则上每3年修订1次。

4.3.2　设置相应岗位和岗位职责

根据具体工作情况设置员工岗位，包括技术负责人、质量负责人、主检医师、肺功能室医师、放射诊断医师、心电图室医师、体格检查室医师、纯音听阈测试室医师、导诊人员、质控员等，并明确每个岗位的职责。

4.3.3　建立和健全工作流程

职业健康工作中所涉及的流程包括职业健康检查工作流程、危急值和重大疾病报告流程、职业健康检查报告发放流程、职业健康检查档案存档流程、职业健康检查报告复印流程等。

4.3.4　制定各专业技术操作规范

按照《职业健康监护技术规范》（GBZ 188—2014）要求的医学常规检查方法撰写相应操作规范。

4.3.5　制定应急预案

制定包括低血糖、晕倒、猝死、纠纷、意外事件等职业健康检查科室应急预案，保障职业健康检查工作安全、顺利进行。

4.3.6　职业健康检查报告文书

职业健康检查机构应规范个体结论报告及总结报告模板，疑似职业病告知书、疑似职业病报告卡等标准格式应按照相关标准和要求进行文本的规定。

4.4　服务质量控制

职业健康检查科室应有服务规范，热情、真诚地为客户服务。健康检查流程应方便客户、节省时间、减少排队，标识应清晰、易于识别，场所安排应合理。重视客户的投诉和建议，倾听客户的要求，改进健康检查服务质量。注重保护客户隐私，严格执行为客户保密的规定。

4.5　信息的采集与审核

职业健康检查信息由职业健康检查机构采集，由用人单位及劳动者协助进行。用人单位提供基本情况：工作场所职业病危害因素种类和接触人数、环境监测的浓度或强度资料，产生职业病危害因素的生产技术、工艺和材料，职业病危害防护设施、应急救援设施及其他有关资料。职业健康检查医师负责询问并填写劳动者的个人基本信息资料，做到全面、准确、重点突出。企业配合严格审核受检者的身份证和资料，防止冒名顶替或错漏。

4.6　健康检查过程质量控制

严格按照《职业健康监护技术规范》（GBZ 188—2014）所规定的检查项目对接触不同职业病危害因素的劳动者进行检查，不允许减少必检项目。内外科常规检查按照系统检查，防止遗漏，注重职业禁忌证和职业病。口腔、耳鼻、神经等专科检查应由专科医师检查，配备相应专科器械和设备，规范检查。若出现疑似职业健康损害的症状体征，应由多名经验丰富的医生复核，如锰接触引起的肌张力增高，正己烷接触引起的周围神经异常，铅、汞接触引起的口腔改变（齿龈铅线、汞线），酸引起的牙酸蚀改变，放射线引起的晶体浑浊，等等。

心电图检查、B 超检查、肺功能检查、纯音听阈检查和 X 射线检查异常结果应由有经验的医师或负责人核对，决定是否复查，保证检查结果准确。进行与职业病诊断密切相关的特征指标检查（如胸部高千伏摄片、纯音听阈检查）时，必须核对受检者身份及严格遵守检查要求（如脱离噪声接触、衣服首饰不能对体检有干扰）。

### 4.7 生物样品的采集和保留

根据生物样品的检测要求和有关标准、规范制定详细、准确的采样程序、作业指导书，培训采样人员，执行采样规范。

### 4.8 实验室检测及检测报告

检测人员应严格按照检测细则或作业指导书进行检测，尽量采用标准方法。若需要使用非标准方法，应经客户同意。对检测方法要按程序确认，及时更新，符合规范。

凡出现极端检测结果，如极低或极高、群体性偏高或偏低，应尽快对该样品进行复检，直至前后两次测定结果基本一致为止。发现设备异常、操作失误等影响检测结果的情况，应立即查找原因，执行不符合检测工作控制程序。

### 4.9 职业健康检查报告

职业健康检查报告必须由具有相应资质的人员进行编写、审核、授权签发，报告必须加盖职业健康检查机构公章。体检结果报告由主检医师编写、审核，结论应符合《职业健康监护技术规范》（GBZ 188—2014）的要求。职业健康检查报告应信息全面，数据准确，格式规范。

### 4.10 职业健康检查质量管理

职业健康检查科室应制订本科室医疗质量持续改进计划和具体落实措施，定期对科室医疗质量进行自查、分析和评估，对医疗质量薄弱环节提出整改措施并组织实施。

定期（月、季度、年）抽取一定数量健康检查报告进行质量控制，评估报告是否格式规范、信息全面、数据准确、结论规范、存在问题，对职业健康检查质量进行评估并及时改进。

职业健康检查机构职能科室每年对职业健康检查质量进行内部审核和管理评审，不断提高健康检查质量和服务水平。

## 5 支持性文件

（1）《职业健康监护技术规范》（GBZ 188—2014）。
（2）《放射工作人员健康要求和监护规范》（GBZ 98—2020）。
（3）《职业健康检查管理办法》（2019 年修订）。
（4）《放射工作人员职业健康管理办法》（卫生部令第 55 号，2007 年施行）。
（5）相关职业病诊断标准。

## 6 相关记录表格（质量记录和技术记录）

（1）质量监督员监督记录。
（2）质量保证计划、措施实施效果的评价、审核记录，质量保证措施的改进记录。

# 十七　职业健康检查报告管理程序

## 1　目的

规范职业健康检查报告的编制、审核、批准（签发）和修改，保证向用人单位提供准确、可靠的检测数据和检查结果。

## 2　范围

适用于职业健康检查报告的编制、审核、批准（签发）、修改等活动。

## 3　职责

（1）项目负责人负责职业健康检查报告的编制和评价。

（2）主检医师签发职业健康检查个体结论报告；授权签字人签发职业健康检查总结报告及评价报告。

（3）职业健康检查相关部门负责职业健康检查相关报告的发放、质量控制、资料归档保存。

## 4　工作程序

职业健康检查结果报告分个体结论报告、总结报告和职业健康监护评价报告三类。本程序重点规范对个体结论报告和总结报告的管理，职业健康监护评价报告管理参考总结报告的管理。

### 4.1　职业健康检查个体结论报告的格式

（1）职业健康检查个体结论报告参考国家卫生健康委员会制定的统一的"职业性健康体检表"。

（2）职业健康检查个体结论报告经主检医生签字，加盖职业健康检查机构专用公章后方可发出。涉及仲裁、诉讼及其他法律纠纷、被检单位重大利益等影响重大的职业健康检查报告必须经科室负责人同意后发出。

（3）职业健康检查个体结论报告由用人单位及劳动者保存，职业健康检查机构保存电子文档。

（4）职业健康检查个体结论报告按流程进行打印、领取或发放管理（登记、注销和发放等）。对当年度的职业健康检查报告与报告原始记录、交接单、邮寄登记、职业健康检查委托协议或合同（介绍信）等有关资料进行汇总、整理、编号、登记等管理归档保存。

## 4.2 职业健康检查总结报告的内容要求

（1）职业健康检查总结报告由封面、扉页和内页（检测结果和结果评价或结论）组成。封面和扉页统一使用科室编制的格式，各项目负责人不得自行改动。封面和扉页在职业健康检查报告中不编页码，报告内页页眉和页脚格式统一，内容编排按科室统一设计。

（2）总结报告至少应包含下列信息。

a. 标题。

b. 体检科室名称、地址、通信地址及联系电话、体检地点。

c. 职业健康检查报告的唯一性标识（编号）、页码与总页数的标识、表明结束标识。

d. 用人单位的名称和地址。

e. 项目背景及任务来源。

f. 劳动者接触职业病危害因素及接害人数等基本情况。

g. 检查项目：根据国家有关法律法规和技术规范［如《放射工作人员健康要求及监护规范》（GBZ 98—2020）和《职业健康监护技术规范》（GBZ 188—2014）］及协议确定的项目。

h. 目标疾病检出情况：包括疑似职业病检出情况及职业禁忌证检出情况。

i. 专项检查情况分析：包括内科五官科检查、B超检查、纯音听阈测试、肺功能检查、实验室检查等。

j. 职业病专科建议：如有部分人因各种原因未参加在岗期间职业健康检查，按国家规定应组织补检；职业健康检查结果应及时告知劳动者，并按有关规定做好后续处理工作等。

k. 普通临床科建议：包括一般疾病的处理和其他建议。

l. 附表：包括常规检查及物理检查阳性结果统计、化验室检查阳性结果统计、血常规检查复查人员名单、纯音听阈测试复查人员名单等。

m. 未经本机构书面同意，不得复制报告（完整复制除外）的声明。

n. 对职业健康检查报告提出异议的期限。

o. 保证体检数据公正性、准确性及对检测数据负责的声明。

（3）职业健康检查总结报告必须由项目负责人、审核者、签发者共同签名，并加盖职业健康检查机构专用章后才可发出。

（4）职业健康检查总结报告一式两份，一份给用人单位，一份由职业健康检查机构存档。

## 4.3 职业健康检查报告的修改

已发出的职业健康检查报告需要做补充或修改时，在不影响体检数据真实客观、公正公平、科学可靠的前提下，根据不同情况，采用以下不同修改方式：

（1）对不影响体检结论的报告采用另发一个修改通知的方式进行修改，通知单应写明"对序号×××××的职业健康检查报告的修改通知/补充"。

（2）对需要修改体检结果或结果评价意见的报告，应将原报告存档、注销，重新发出一份新的职业健康检查报告，新报告的编号为在原报告编号后面加上一个带小括号的英文小写字母b，即（b）。

（3）职业健康检查报告的更改由相关主检医师提出申请，申明更改理由、更改原因、更改内容，经审批后才能进行更改。

（4）修改后新发的职业健康检查报告的报告日期与原报告不相同时，需在新报告的附注中注明"本报告为××××年××月××日编号为××××职业健康检查报告的修改后重发报告，原报告作废"。

### 4.4 对体检结果产生疑问时的处理

对体检结果产生疑问时，职业健康检查机构应收集相关信息，分类处理，必要时启动纠错程序。

### 4.5 职业健康检查报告的电子传送

当用人单位要求用电话、电传、传真或其他电子设备传送职业健康检查报告时，应遵守下列规定：

（1）用人单位在委托协议或合同中向电脑登记处提供详细的接收号码和收件人姓名，并规定保证数据的完整性和保密性的可行性措施。

（2）电脑登记处指定专人向指定的收件人传送职业健康检查结果，详细记录发送时间、发送地点、发送内容、收件人姓名及接收号码，并遵守关于保密和保证数据完整性的规定。

（3）涉及仲裁、诉讼及其他法律纠纷等有重大影响的职业健康检查报告原则上不采用电子传送方式。确需传送时，应加密处理，并由指定专人办理。

（4）以电子文件方式传送的检测数据或职业健康检查报告仅供参考，检查结果以书面职业健康检查报告为准。

### 4.6 职业健康检查报告的质量控制

#### 4.6.1 个体结论报告的质量控制

（1）主检医师完成对个体结论报告的总检后，应由其他主检医师对报告的结论进行审核，审核通过后方能进行报告打印流程，以保证个体结论的准确性。

（2）个体结论报告发放前科室应进行抽检，重点检查报告的内容完整性（是否缺听力图、是否缺电子签名或电子签名是否正确、排版是否规范等）。

（3）科室质量小组应有质控人员定期（至少每个月1次）对个体结论报告进行抽检自查，包括对个体结论的准确性以及报告内容的完整性和规范性等。

（4）质量管理部门应定期（每季度不少于1次）组织质量监督员、质量保证员或具有相关资历或经验的主检医师组成工作小组，对科室的职业健康检查个体结论报告及其附件（如原始记录等）质量情况进行随机的抽查。

A. 安排抽查人员抽查报告时，为确保抽查工作的公正性，应安排既熟悉体检技术业务，又独立于受检岗位或专业的质量监督员或检测人员进行抽查。

B. 主要抽查内容包括：

a. 报告内容是否齐备。

b. 报告页面是否整洁。

  c. 印章是否清晰、齐备、正确。
  d. 原始记录等记录性资料的记录、更改是否正确。
  e. 原始记录、职业健康检查报告的错误量统计。
  f. 原始记录、职业健康检查报告等的存档工作情况。
  （5）由抽查人员填写相关质控表格。
  （6）职业健康检查科室质量负责人根据报告检查情况，组织科室查找原因、制订并实施整改措施。
  4.6.2 总结报告的质量控制
  项目负责人完成对总结报告的编写后，按流程提交科室质量负责人或指定人员进行审阅（若发现问题则退回修改），然后签发报告。质量管理部门应定期对科室的职业健康检查总结报告质量情况进行随机的抽查，并将发现的问题进行反馈和跟进整改。

## 5 支持性文件

《职业健康监护技术规范》（GBZ 188—2014）。

## 6 相关记录表格（质量记录和技术记录）

  （1）职业健康检查总结报告、职业健康监护评价报告。
  （2）职业健康检查表、放射工作人员职业健康检查表。
  （3）职业健康检查报告移交发放登记表。
  （4）职业健康检查报告台账。
  （5）职业健康检查报告更改审批表。
  （6）疑似职业病报告卡。

# 十八　职业健康监护档案建立及管理程序

## 1　目的

职业健康监护档案是职业健康监护全过程的客观记录资料，是系统地观察劳动者健康状况的变化、评价个体和群体健康损害的依据，其特征是资料的完整性、连续性。

职业健康检查机构应当建立职业健康监护档案，保存时间应为自劳动者最后一次职业健康检查结束之日起不少于15年。

## 2　范围

职业健康检查档案包括职业健康检查委托协议或合同、用人单位提供的相关资料、出具的职业健康检查结果报告和书面告知材料及其他有关材料。

## 3　职责

（1）项目负责人每次完成职业健康检查工作后应及时将资料交职业健康监护档案室归档。

（2）职业健康监护档案应有专人管理，管理人员应保证档案只能用于保护劳动者健康的目的，并保证档案的保密性。

## 4　工作程序

（1）主检医师负责收集体检所需资料，体检完成后交档案室登记保存。

用人单位职业健康监护档案包括：

a. 用人单位职业卫生管理组织组成、职责。

b. 职业健康监护制度和年度职业健康监护计划。

c. 历次职业健康检查的文书，包括委托协议或合同、职业健康检查机构的健康检查总结报告和评价报告。

d. 工作场所职业病危害因素监测结果。

e. 职业病诊断证明书和职业病报告卡。

f. 用人单位对职业病患者、患有职业禁忌证者和已出现职业相关健康损害劳动者的处理和安置记录。

g. 用人单位在职业健康监护中提供的其他资料和职业健康检查机构记录整理的相关资料。

h. 卫生行政部门要求的其他资料。

劳动者职业健康监护档案包括：
a. 劳动者职业史、既往史和职业病危害因素接触史。
b. 职业健康检查结果及处理情况。
c. 职业病诊疗等健康资料。
（2）档案室负责职业健康监护档案的归类、保管、维护、借阅登记。

## 5　支持性文件

《职业健康监护技术规范》（GBZ 188—2014）。

## 6　相关记录表格（质量记录和技术记录）

（1）档案一览表。
（2）借阅档案登记。

# 十九 煤尘作业人员职业健康检查

## 1 目的

规范煤尘作业人员职业健康检查工作程序,加强煤尘作业人员职业健康监护管理;早期发现煤尘作业人员职业禁忌证及疑似职业病、早期职业病;保护煤尘作业人员的健康。

## 2 范围

由取得职业健康体检资格的医疗机构对从事煤尘作业人员在其上岗前、在岗期间、离岗时进行职业健康体检,并进行离岗后医学随访检查。

## 3 职责

由已于省级卫生行政部门进行职业健康检查备案的医疗机构对用人单位从事煤尘作业人员进行职业健康检查工作;项目负责人参照职业健康体检关于煤尘作业工种的体检项目就其上岗前、在岗期间、离岗时和离岗后医学随访时确定体检项目、时间和地点;安排对应项目的检查医师(或技师)按指定时间、地点完成相应的检查项目,并对体检结果作出评价。

## 4 定义

煤尘,通常也称煤硅尘,是煤矿生产过程中所产生的各种矿物细微颗粒的总称。

## 5 工作程序

1)为规范职业健康监护工作,加强职业健康监护管理,早期发现煤尘作业人员职业禁忌证及疑似职业病,保护煤尘作业劳动者的健康,由已于省级卫生行政部门进行职业健康检查备案的单位对从事煤尘作业人员进行定期的职业健康检查。

2)按上岗前、在岗期间、离岗时及离岗后医学随访进行针对煤尘作业人员的体检。

3)体检表统一采用国家卫生健康委员会编制的"职业性健康体检表",体检前由受检人在"职业健康检查信息表"上签名以示确认。

4)职业健康监护。

(1)上岗前职业健康检查。

A. 目标疾病:职业禁忌证。

a. 活动性肺结核病。

b. 慢性阻塞性肺疾病。

c. 慢性间质性肺疾病。
d. 伴肺功能损害的疾病。
B. 检查内容：
a. 症状询问：重点询问呼吸系统和心血管系统疾病史、吸烟史，以及有无咳嗽、咳痰、喘息、胸痛、呼吸困难、气短等症状。
b. 体格检查：内科常规检查，重点检查呼吸系统和心血管系统。
c. 实验室和其他检查：必检项目为血常规检查、尿常规检查、肝功能检查、心电图、后前位 X 射线高千伏胸片或数字化摄影胸片（DR 胸片）、肺功能。

（2）在岗期间职业健康检查。
A. 目标疾病：
a. 职业病：职业性煤工尘肺 [见《职业性尘肺病的诊断》（GBZ 70—2015）]。
b. 职业禁忌证：同上岗前职业健康检查中的目标疾病。
B. 检查内容：
a. 症状询问：重点询问咳嗽、咳痰、胸痛、呼吸困难，也可有喘息、咯血等症状。
b. 体格检查：内科常规检查，重点检查呼吸系统和心血管系统。
c. 实验室和其他检查：
a）必检项目：后前位 X 射线高千伏胸片或数字化摄影胸片（DR 胸片）、心电图检查、肺功能检查。
b）选检项目：血常规检查、尿常规检查，血清丙氨酸转氨酶（ALT）。
c）复检项目：后前位胸片异常者可选择胸部 CT。
C. 健康检查周期：
a. 生产性粉尘作业分级Ⅰ级，3 年 1 次；生产性粉尘作业分级Ⅱ级及以上，2 年 1 次。
b. 受检人的 X 射线胸片表现为尘肺样小阴影改变的基础上，至少有 2 个肺区小阴影的密集度达到 0/1，或有 1 个肺区小阴影密集度达到 1 级，每年检查 1 次，连续观察 5 年；若 5 年内不能确诊为煤工尘肺患者，按在岗期间职业健康检查的检查周期中的 a. 项执行。
c. 煤工尘肺患者每 1~2 年检查 1 次，或根据病情随时检查。

（3）离岗时职业健康检查。
A. 目标疾病：职业性煤工尘肺 [见《职业性尘肺病的诊断》（GBZ 70—2015）]。
B. 检查内容：同在岗期间职业健康检查的检查内容。

（4）离岗后健康检查（推荐性）。
A. 检查对象：接触煤尘 5 年以上的煤尘作业人员和煤工尘肺患者。
B. 目标疾病：职业性煤工尘肺 [见《职业性尘肺病的诊断》（GBZ 70—2015）]。
C. 检查内容：
a. 症状询问：重点询问咳嗽、咳痰、胸痛、呼吸困难、喘息、咯血等症状。
b. 体格检查：内科常规检查，重点检查呼吸系统和心血管系统。
c. 实验室和其他检查：必检项目为后前位 X 射线高千伏胸片或数字化摄影胸片

(DR 胸片)。

D. 检查时间：接触煤尘工龄在 20 年（含 20 年）以下者，随访 10 年；接触煤尘工龄超过 20 年者，随访 15 年；随访周期原则为每 5 年 1 次。若接尘工龄在 5 年（含 5 年）以下者，且接尘浓度达到国家职业卫生标准可以不随访。煤工尘肺患者每 1～2 年检查 1 次，或根据病情随时检查。

## 6 评价标准

（1）目前未见异常：全部检查结果未见异常。

（2）复查：检查时发现与目标疾病相关的单项或多项异常，需要复查确定者，应明确复查的内容和时间。

（3）疑似职业病：检查发现疑似职业病或可能患有职业病，需要提交职业病诊断机构进一步明确诊断者。

（4）职业禁忌证：检查发现有职业禁忌的患者，须写明具体疾病名称。

（5）其他疾病或异常：除目标疾病之外的其他疾病或某些检查指标的异常。

## 7 支持性文件

（1）《职业健康监护技术规范》（GBZ 188—2014）。

（2）《职业健康检查管理办法》（2019 年修订）。

（3）《中华人民共和国尘肺病防治条例》（1987 年 12 月 3 日国务院发布）。

（4）《职业性尘肺病的诊断》（GBZ 70—2015）。

# 二十　棉尘作业人员职业健康检查

## 1　目的

规范棉尘作业人员职业健康检查工作程序，加强棉尘作业人员职业健康监护管理；早期发现棉尘作业人员职业禁忌证及疑似职业病、早期职业病；保护棉尘作业人员的健康。

## 2　范围

由取得职业健康体检资格的医疗机构对从事棉尘作业人员在其上岗前、在岗期间和离岗时进行职业健康体检。

## 3　职责

由已于省级卫生行政部门进行职业健康检查备案的医疗机构对用人单位从事棉尘作业人员进行职业健康检查工作；项目负责人参照职业健康体检关于棉尘作业工种的体检项目就其上岗前、在岗期间、离岗时制订体检项目、时间和地点；安排对应项目的检查医师（或技师）按指定时间、地点完成相应的检查项目，并对结果及相应职业禁忌证作出评价。

## 4　定义

棉尘，包括亚麻、软大麻、黄麻粉尘。

## 5　工作程序

1）为规范职业健康监护工作，加强监护管理，早期发现棉尘作业人员职业禁忌证及疑似职业病，保护棉尘作业劳动者的健康，由已于省级卫生行政部门进行职业健康检查备案的单位对从事棉尘作业人员进行定期的职业健康检查。

2）按上岗前、在岗期间、离岗时进行针对棉尘作业人员的体检。

3）体检表统一采用国家卫生健康委员会编制的"职业性健康体检表"，体检前由受检人在"职业健康检查信息表"上签名以示确认。

4）职业健康监护。

（1）上岗前职业健康检查。

A．目标疾病：职业禁忌证。

a．活动性肺结核病。

b．慢性阻塞性肺疾病。

c. 伴肺功能损害的疾病。

B. 检查内容：

a. 症状询问：重点询问呼吸系统和心血管系统疾病史、吸烟史，以及有无咳嗽、咳痰、胸闷、气短、发热等症状。

b. 体格检查：内科常规检查，重点检查呼吸系统和心血管系统。

c. 实验室和其他检查：必检项目为血常规检查、尿常规检查、肝功能检查、心电图检查、胸部 X 射线摄片、肺功能检查。

（2）在岗期间职业健康检查。

A. 目标疾病：

a. 职业病：棉尘病［见《职业性棉尘病的诊断》（GBZ 56—2016）］。

b. 职业禁忌证：同上岗前职业健康检查的目标疾病。

B. 检查内容：

a. 症状询问：重点询问呼吸系统和心血管系统疾病史、吸烟史，以及咳嗽、咳痰、胸闷、气短、发热等症状。

b. 体格检查：内科常规检查，重点检查呼吸系统。

c. 实验室和其他检查：血常规检查、尿常规检查、肝功能检查、心电图检查、肺功能检查、胸部 X 射线摄片。

C. 健康检查周期：

a. 劳动者在开始工作的第 6~12 个月之间应进行 1 次健康检查。

b. 生产性粉尘作业分级Ⅰ级，每 4~5 年 1 次；生产性粉尘作业分级Ⅱ级及以上，每 2~3 年 1 次。

c. 工作期间偶尔发生胸部紧束感和/或胸闷、气短、咳嗽等呼吸系统症状，脱离工作后症状缓解，班后第一秒用力呼气量与班前比较下降不超过 15%者，医学观察时间为半年，观察期满仍不能诊断为棉尘病者，按在岗期间职业健康检查周期的 b. 项执行。

（3）离岗时职业健康检查。

A. 目标疾病：棉尘病［见《职业性棉尘病的诊断》（GBZ 56—2016）］。

B. 检查内容：同在岗期间职业健康检查的检查内容。

## 6 评价标准

（1）目前未见异常：全部检查结果未见异常。

（2）复查：检查时发现与目标疾病相关的单项或多项异常，需要复查确定者，应明确复查的内容和时间。

（3）疑似职业病：检查发现疑似职业病或可能患有职业病，需要提交职业病诊断机构进一步明确诊断者。

（4）职业禁忌证：检查发现有职业禁忌的患者，须写明具体疾病名称。

（5）其他疾病或异常：除目标疾病之外的其他疾病或某些检查指标的异常。

## 7 支持性文件

（1）《职业健康监护技术规范》（GBZ 188—2014）。
（2）《职业健康检查管理办法》（2019 年修订）。
（3）《中华人民共和国尘肺病防治条例》（1987 年 12 月 3 日国务院发布）。
（4）《职业性尘肺病的诊断》（GBZ 70—2015）。
（5）《职业性棉尘病的诊断》（GBZ 56—2016）。

# 二十一 其他致尘肺病的无机粉尘作业人员职业健康检查

## 1 目的

规范其他致尘肺病的无机粉尘作业人员职业健康检查工作程序，加强其他致尘肺病的无机粉尘作业人员职业健康监护管理；早期发现其他致尘肺病的无机粉尘作业人员职业禁忌证及疑似职业病、早期职业病；保护其他致尘肺病的无机粉尘作业人员的健康。

## 2 范围

由取得职业健康体检资格的医疗机构对从事其他致尘肺病的无机粉尘作业人员在其上岗前、在岗期间、离岗时进行职业健康体检，并进行离岗后医学随访检查。

## 3 职责

由已于省级卫生行政部门进行职业健康检查备案的医疗机构对用人单位从事其他致尘肺病的无机粉尘作业人员进行职业健康检查工作；项目负责人参照职业健康体检关于粉尘作业工种的体检项目就其上岗前、在岗期间、离岗时和离岗后医学随访时确定体检项目、时间和地点；安排对应项目的检查医师（或技师）按指定时间、地点完成相应的检查项目，并对体检结果作出评价。

## 4 定义

其他致尘肺病的无机粉尘是指炭黑粉尘、石墨粉尘、滑石粉尘、云母粉尘、水泥粉尘、铸造粉尘、陶瓷粉尘、铝尘（铝、铝矾土、氧化铝）、电焊烟尘等粉尘。

## 5 工作程序

1）为规范职业健康监护工作，加强监护管理，早期发现其他致尘肺病的无机粉尘作业人员职业禁忌证及疑似职业病，保护其他致尘肺病的无机粉尘作业劳动者的健康，由已于省级卫生行政部门进行职业健康检查备案的单位对从事粉尘作业人员进行定期的职业健康检查。

2）按上岗前、在岗期间、离岗时及离岗后医学随访进行针对粉尘作业人员的体检。

3）体检表统一采用国家卫生健康委员会编制的"职业性健康体检表"；体检前由受检人在"职业健康检查信息表"上签名以示确认。

## 二十一 其他致尘肺病的无机粉尘作业人员职业健康检查

4）职业健康监护。

(1) 上岗前职业健康检查。

A. 目标疾病：职业禁忌证。

a. 活动性肺结核病。

b. 慢性阻塞性肺疾病。

c. 慢性间质性肺疾病。

d. 伴肺功能损害的疾病。

B. 检查内容：

a. 症状询问：重点询问呼吸系统和心血管系统疾病史、吸烟史，以及有无咳嗽、咳痰、喘息、胸痛、呼吸困难、气短等症状。

b. 体格检查：内科常规检查，重点检查呼吸系统和心血管系统。

c. 实验室和其他检查：必检项目为血常规检查、尿常规检查、肝功能检查、心电图检查、后前位 X 射线高千伏胸片或数字化摄影胸片（DR 胸片）、肺功能检查。

(2) 在岗期间职业健康检查。

A. 目标疾病：

a. 职业病：职业性炭黑尘肺、石墨尘肺、滑石尘肺、云母尘肺、水泥尘肺、铸工尘肺、陶工尘肺、铝尘肺、电焊工尘肺及根据尘肺病诊断标准可以诊断的其他尘肺病[见《职业性尘肺病的诊断》（GBZ 70—2015）]。

b. 职业禁忌证：同上岗前职业健康检查目标疾病。

B. 检查内容：

a. 症状询问：重点询问咳嗽、咳痰、胸痛、呼吸困难，也可有喘息、咯血等症状。

b. 体格检查：内科常规检查，重点检查呼吸系统和心血管系统。

c. 实验室和其他检查：

a) 必检项目：后前位 X 射线高千伏胸片或数字化摄影胸片（DR 胸片）、心电图检查、肺功能检查。

b) 选检项目：血常规检查、尿常规检查、血清 ALT。

c) 复检项目：后前位胸片异常者可选择胸部 CT。

C. 健康检查周期：

a. 生产性粉尘作业分级Ⅰ级，每 4 年 1 次；生产性粉尘作业分级Ⅱ级及以上，每 2～3 年 1 次；

b. 受检人的 X 射线胸片表现有尘肺样小阴影改变的基础上，至少有 2 个肺区小阴影的密集度达到 0/1，或有 1 个肺区小阴影密集度达到 1 级，每年检查 1 次，连续观察 5 年，若 5 年内不能确诊为尘肺患者，按在岗期间职业健康检查周期的 a. 项执行。

c. 尘肺患者每 1～2 年进行 1 次医学检查，或根据病情随时检查。

(3) 离岗时职业健康检查。

A. 目标疾病：职业性炭黑尘肺、石墨尘肺、滑石尘肺、云母尘肺、水泥尘肺、铸工尘肺、陶工尘肺、铝尘肺、电焊工尘肺及根据尘肺病诊断标准可以诊断的其他尘肺病

[见《职业性尘肺病的诊断》（GBZ 70—2015）]。

　　B. 检查内容：同在岗期间职业健康检查的检查内容。

（4）离岗后健康检查（推荐性）。

　　A. 检查对象：接触其他致尘肺病的无机粉尘 5 年以上的粉尘作业人员和尘肺患者。

　　B. 目标疾病：职业性炭黑尘肺、石墨尘肺、滑石尘肺、云母尘肺、水泥尘肺、铸工尘肺、陶工尘肺、铝尘肺、电焊工尘肺及根据尘肺病诊断标准可以诊断的其他尘肺病 [见《职业性尘肺病的诊断》（GBZ 70—2015）]。

　　C. 检查内容：

　　a. 症状询问：重点询问咳嗽、咳痰、胸痛、呼吸困难、喘息、咯血等症状。

　　b. 体格检查：内科常规检查，重点检查呼吸系统和心血管系统。

　　c. 实验室和其他检查：必检项目为后前位 X 射线高千伏胸片或数字化摄影胸片（DR 胸片）。

　　D. 检查时间：接触粉尘工龄在 20 年（含 20 年）以下者，随访 10 年；接触粉尘工龄超过 20 年者，随访 15 年；随访周期原则为每 5 年 1 次。若接尘工龄在 5 年（含 5 年）以下者，且接尘浓度符合国家职业卫生标准可以不随访。尘肺患者每 1~2 年进行 1 次医学检查，或根据病情随时检查。

## 6　评价标准

（1）目前未见异常：全部检查结果未见异常。

（2）复查：检查时发现与目标疾病相关的单项或多项异常，需要复查确定者，应明确复查的内容和时间。

（3）疑似职业病：检查发现疑似职业病或可能患有职业病，需要提交职业病诊断机构进一步明确诊断者。

（4）职业禁忌证：检查发现有职业禁忌的患者，须写明具体疾病名称。

（5）其他疾病或异常：除目标疾病之外的其他疾病或某些检查指标的异常。

## 7　支持性文件

（1）《职业健康监护技术规范》（GBZ 188—2014）。

（2）《职业健康检查管理办法》（2019 年修订）。

（3）《中华人民共和国尘肺病防治条例》（1987 年 12 月 3 日国务院发布）。

（4）《职业性尘肺病的诊断》（GBZ 70—2015）。

# 二十二　游离二氧化硅粉尘作业人员职业健康检查

## 1　目的

规范游离二氧化硅粉尘作业人员职业健康检查工作程序，加强游离二氧化硅粉尘作业人员职业健康监护管理；早期发现游离二氧化硅粉尘作业人员职业禁忌证及疑似职业病、早期职业病；保护游离二氧化硅粉尘作业人员的健康。

## 2　范围

由取得职业健康体检资格的医疗机构对从事游离二氧化硅粉尘作业人员在其上岗前、在岗期间、离岗时进行职业健康体检，并进行离岗后医学随访检查。

## 3　职责

由已于省级卫生行政部门进行职业健康检查备案的医疗机构对用人单位从事游离二氧化硅粉尘作业人员进行职业健康检查工作；项目负责人参照职业健康体检关于游离二氧化硅粉尘作业工种的体检项目就其上岗前、在岗期间、离岗时和离岗后医学随访制订体检项目、时间和地点；安排对应项目的检查医师（或技师）按指定时间、地点完成相应的检查项目，并对体检结果作出评价。

## 4　定义

游离二氧化硅粉尘，又称硅尘，是游离二氧化硅含量≥10%的无机性粉尘。

## 5　工作程序

1）为规范职业健康监护工作，加强监护管理，早期发现游离二氧化硅粉尘作业人员职业禁忌证及疑似职业病，保护游离二氧化硅粉尘作业劳动者的健康，由已于省级卫生行政部门进行职业健康检查备案的单位对从事游离二氧化硅粉尘作业人员进行定期的职业健康检查。

2）按上岗前、在岗期间、离岗时及离岗后医学随访进行针对粉尘作业人员的体检。

3）体检表统一采用国家卫生健康委员会编制的"职业性健康体检表"，体检前由受检人在"职业健康检查信息表"上签名以示确认。

4）职业健康监护。

（1）上岗前职业健康检查。

A. 目标疾病：职业禁忌证。

a. 活动性肺结核病。

b. 慢性阻塞性肺疾病。

c. 慢性间质性肺疾病。

d. 伴肺功能损害的疾病。

B. 检查内容：

a. 症状询问：重点询问呼吸系统和心血管系统疾病史、吸烟史，以及有无咳嗽、咳痰、喘息、胸痛、呼吸困难、气短等症状。

b. 体格检查：内科常规检查，重点检查呼吸系统和心血管系统。

c. 实验室和其他检查：必检项目为血常规检查、尿常规检查、肝功能检查、心电图检查、后前位 X 射线高千伏胸片或数字化摄影胸片（DR 胸片）、肺功能检查。

（2）在岗期间职业健康检查。

A. 目标疾病：

a. 职业病：职业性矽肺［见《职业性尘肺病的诊断》（GBZ 70—2015）］。

b. 职业禁忌证：同上岗前职业健康检查目标疾病。

B. 检查内容：

a. 症状询问：重点询问咳嗽、咳痰、胸痛、呼吸困难，也可有喘息、咯血等症状。

b. 体格检查：内科常规检查，重点检查呼吸系统和心血管系统。

c. 实验室和其他检查：

a）必检项目：后前位 X 射线高千伏胸片或数字化摄影胸片（DR 胸片）、心电图检查、肺功能检查。

b）选检项目：血常规检查、尿常规检查、血清 ALT。

c）复检项目：后前位胸片异常者可选择胸部 CT。

C. 健康检查周期：

a. 生产性粉尘作业分级 I 级，2 年 1 次；生产性粉尘作业分级 II 级及以上，1 年 1 次。

b. 受检人的 X 射线胸片表现为尘肺样小阴影改变的基础上，至少有 2 个肺区小阴影的密集度达到 0/1，或有 1 个肺区小阴影密集度达到 1 级，每年检查 1 次，连续观察 5 年，若 5 年内不能确诊为矽肺患者，按在岗期间职业健康检查周期中的 a. 项执行。

c. 矽肺患者每年检查 1 次，或根据病情随时检查。

（3）离岗时职业健康检查。

A. 目标疾病：职业性矽肺［见《职业性尘肺病的诊断》（GBZ 70—2015）］。

B. 检查内容：同在岗期间职业健康检查的检查内容。

（4）离岗后健康检查（推荐性）。

A. 检查对象：接触矽尘工龄 5 年以上的矽尘作业人员和矽肺患者。

B. 目标疾病：职业性矽肺［见《职业性尘肺病的诊断》（GBZ 70—2015）］。

C. 检查内容：

a. 症状询问：重点询问咳嗽、咳痰、胸痛、呼吸困难、喘息、咯血等症状。

b. 体格检查：内科常规检查，重点检查呼吸系统和心血管系统。

c. 实验室和其他检查：必检项目为后前位 X 射线高千伏胸片或数字化摄影胸片

（DR 胸片）。

D. 检查时间：接触硅尘工龄在 10 年（含 10 年）以下者，随访 10 年；接触硅尘工龄超过 10 年者，随访 21 年；随访周期原则为每 3 年 1 次。若接触硅尘工龄在 5 年（含 5 年）以下者，且接尘浓度达到国家职业卫生标准可以不随访。硅肺患者每年检查 1 次，或根据病情随时检查。

## 6 评价标准

（1）目前未见异常：全部检查结果未见异常。

（2）复查：检查时发现与目标疾病相关的单项或多项异常，需要复查确定者，应明确复查的内容和时间。

（3）疑似职业病：检查发现疑似职业病或可能患有职业病，需要提交职业病诊断机构进一步明确诊断者。

（4）职业禁忌证：检查发现有职业禁忌的患者，须写明具体疾病名称。

（5）其他疾病或异常：除目标疾病之外的其他疾病或某些检查指标的异常。

## 7 支持性文件

（1）《职业健康监护技术规范》（GBZ 188—2014）。
（2）《职业健康检查管理办法》（2019 年修订）。
（3）《中华人民共和国尘肺病防治条例》（1987 年 12 月 3 日国务院发布）。
（4）《职业性尘肺病的诊断》（GBZ 70—2015）。

# 二十三 石棉粉尘作业人员职业健康检查

## 1 目的

规范石棉粉尘作业人员职业健康检查工作程序,加强石棉粉尘作业人员职业健康监护管理;早期发现石棉粉尘作业人员职业禁忌证及疑似职业病、早期职业病;保护石棉粉尘作业人员的健康。

## 2 范围

由取得职业健康体检资格的医疗机构对从事石棉粉尘作业人员在其上岗前、在岗期间、离岗时进行职业健康体检,并进行离岗后医学随访检查。

## 3 职责

由已于省级卫生行政部门进行职业健康检查备案的医疗机构对用人单位从事石棉粉尘作业人员进行职业健康检查工作;项目负责人参照职业健康体检关于石棉粉尘作业工种的体检项目就其上岗前、在岗期间、离岗时和离岗后医学随访检查时确定体检项目、时间和地点;安排对应项目的检查医师(或技师)按指定时间、地点完成相应的检查项目,并对体检结果作出评价。

## 4 定义

石棉(纤维)粉尘是常见的生产性矿物性的硅酸盐粉尘的一种。

## 5 工作程序

1)为规范职业健康监护工作,加强监护管理,早期发现石棉粉尘作业人员职业禁忌证及疑似职业病,保护石棉粉尘作业劳动者的健康,由已于省级卫生行政部门进行职业健康检查备案的单位对从事石棉粉尘作业人员进行定期的职业健康检查。

2)按上岗前、在岗期间、离岗时及离岗后进行针对粉尘作业人员的体检。

3)体检表统一采用国家卫生健康委员会编制的"职业性健康体检表",体检前由受检人在"职业健康检查信息表"上签名以示确认。

4)职业健康监护。

(1)上岗前职业健康检查。

A. 目标疾病:职业禁忌证。

a. 活动性肺结核病。

b. 慢性阻塞性肺疾病。

c. 慢性间质性肺疾病。

d. 伴肺功能损害的疾病。

B. 检查内容：

a. 症状询问：重点询问呼吸系统和心血管系统疾病史、吸烟史，以及有无咳嗽、咳痰、喘息、胸痛、呼吸困难、气短等症状。

b. 体格检查：内科常规检查，重点检查呼吸系统和心血管系统。

c. 实验室和其他检查：必检项目为血常规检查、尿常规检查、肝功能检查、心电图检查、后前位X射线高千伏胸片或数字化摄影胸片（DR胸片）、肺功能检查。选检项目为肺弥散功能检查。

（2）在岗期间职业健康检查。

A. 目标疾病：

a. 职业病：

a）职业性石棉肺［见《职业性尘肺病的诊断》（GBZ 70—2015）］。

b）职业性肿瘤［石棉所致肺癌、间皮瘤，见《职业性肿瘤的诊断》（GBZ 94—2017）］。

b. 职业禁忌证：同上岗前职业健康检查中的目标疾病。

B. 检查内容：

a. 症状询问：重点询问咳嗽、咳痰、胸痛、呼吸困难，也可有喘息、咯血等症状。

b. 体格检查：内科常规检查，重点检查呼吸系统和心血管系统。

c. 实验室和其他检查：

a）必检项目：后前位X射线高千伏胸片或数字化摄影胸片（DR胸片）、心电图检查、肺功能检查。

b）复检项目：后前位胸片异常者可选择侧位X射线高千伏胸片、胸部CT、肺弥散功能检查。

C. 健康检查周期：

a. 生产性粉尘作业分级I级，2年1次；生产性粉尘作业分级II级及以上，1年1次。

b. 受检人的X射线胸片表现为尘肺样小阴影改变的基础上，至少有2个肺区小阴影的密集度达到0/1，或有1个肺区小阴影密集度达到1级，每年检查1次，连续观察5年，若5年内不能确诊为石棉肺患者，按在岗期间职业健康检查周期的a.项执行。

c. 石棉肺患者每年检查1次，或根据病情随时检查。

（3）离岗时职业健康检查。

A. 目标疾病：

a. 职业性石棉肺［见《职业性尘肺病的诊断》（GBZ 70—2015）］。

b. 职业性肿瘤［石棉所致肺癌、间皮瘤，见《职业性肿瘤的诊断》（GBZ 94—2017）］。

B. 检查内容：同在岗期间健康检查的检查内容。

（4）离岗后健康检查（推荐性）。

A. 检查对象：石棉作业人员。

B. 目标疾病：同离岗时职业健康检查中的目标疾病。

C. 检查内容：

a. 症状询问：重点询问咳嗽、咳痰、胸痛、呼吸困难、喘息、咯血等症状。

b. 体格检查：内科常规检查，重点检查呼吸系统和心血管系统。

c. 实验室和其他检查：

a）必检项目：后前位 X 射线高千伏胸片或数字化摄影胸片（DR 胸片）。

b）复检项目：后前位胸片异常者可选择侧位 X 射线高千伏胸片、胸部 CT。

D. 检查时间：接触石棉粉尘工龄在 10 年（含 10 年）以下者，随访 10 年；接触石棉粉尘工龄超过 10 年者，随访 21 年；随访周期原则为每 3 年 1 次。若接尘工龄在 5 年（含 5 年）以下者，且接尘浓度达到国家职业卫生标准可以不随访。石棉肺患者每年检查 1 次，或根据病情随时检查。

## 6　评价标准

（1）目前未见异常：全部检查结果未见异常。

（2）复查：检查时发现与目标疾病相关的单项或多项异常，需要复查确定者，应明确复查的内容和时间。

（3）疑似职业病：检查发现疑似职业病或可能患有职业病，需要提交职业病诊断机构进一步明确诊断者。

（4）职业禁忌证：检查发现有职业禁忌的患者，须写明具体疾病名称。

（5）其他疾病或异常：除目标疾病之外的其他疾病或某些检查指标的异常。

## 7　支持性文件

（1）《职业健康监护技术规范》（GBZ 188—2014）。

（2）《职业健康检查管理办法》（2019 年修订）。

（3）《中华人民共和国尘肺病防治条例》（1987 年 12 月 3 日国务院发布）。

（4）《职业性尘肺病的诊断》（GBZ 70—2015）。

（5）《职业性肿瘤的诊断》（GBZ 94—2017）。

# 二十四　有机粉尘作业人员职业健康检查

## 1　目的

规范有机粉尘作业人员职业健康检查工作程序，加强有机粉尘作业人员职业健康监护管理；早期发现有机粉尘作业人员职业禁忌证及疑似职业病、早期职业病；保护有机粉尘作业人员的健康。

## 2　范围

由取得职业健康体检资格的医疗机构对从事有机粉尘作业人员在其上岗前、在岗期间、离岗时进行职业健康体检。

## 3　职责

由已于省级卫生行政部门进行职业健康检查备案的医疗机构对用人单位从事有机粉尘作业人员进行职业健康检查工作；项目负责人参照职业健康体检关于有机粉尘作业工种的体检项目就其上岗前、在岗期间、离岗时确定体检项目、时间和地点；安排对应项目的检查医师（或技师）按指定时间、地点完成相应的检查项目，并对体检结果作出评价。

## 4　定义

有机粉尘，如动物性粉尘、植物性粉尘、生物因素形成的气溶胶。

## 5　工作程序

1）为规范职业健康监护工作，加强监护管理，早期发现有机粉尘作业人员职业禁忌证及疑似职业病，保护有机粉尘作业劳动者的健康，由已于省级卫生行政部门进行职业健康检查备案的单位对从事有机粉尘作业人员进行定期的职业健康检查。

2）按上岗前、在岗期间、离岗时进行针对有机粉尘作业人员的体检。

3）体检表统一采用国家卫生健康委员会备案的"职业性健康体检表"，体检前由受检人在"职业健康检查信息表"上签名以示确认。

4）职业健康监护。

（1）上岗前职业健康检查。

A. 目标疾病：职业禁忌证。

a. 致喘物过敏和支气管哮喘。

b. 慢性阻塞性肺疾病。

c. 慢性间质性肺疾病。
d. 伴肺功能损害的心血管系统疾病。

B. 检查内容：

a. 症状询问：重点询问花粉和药物等过敏史、哮喘病史、吸烟史、呼吸系统和心血管系统疾病史，以及有无喘息、气短、咳嗽、咳痰、呼吸困难、喷嚏、流涕等症状。

b. 体格检查：

a）内科常规检查：重点检查呼吸系统和心血管系统。

b）鼻科常规检查：重点检查有无过敏性鼻炎。

c. 实验室和其他检查：

a）必检项目：血常规检查、尿常规检查、肝功能检查、血嗜酸细胞计数、心电图检查、胸部 X 射线摄片、肺功能检查。

b）选检项目：有过敏史或可疑过敏体质者，可做非特异性气管激发试验（气道高反应性激发试验）。

（2）在岗期间职业健康检查。

A. 目标疾病：

a. 职业病：

a）职业性哮喘［见《职业性哮喘的诊断》（GBZ 57—2019）］。

b）职业性急性变应性肺泡炎［见《职业性过敏性肺炎的诊断》（GBZ 60—2014）］。

b. 职业禁忌证：伴肺功能损害的心血管系统疾病。

B. 检查内容：

a. 症状询问：重点询问有无反复抗原接触史，有无发热、无力、咳嗽、胸闷、气短、进行性呼吸困难、体重下降等症状。

b. 体格检查：重点是呼吸系统（注意肺部湿啰音的部位和持续性）、心血管系统。

c. 实验室和其他检查：必检项目为心电图检查、肺功能检查、胸部 X 射线摄片。选检项目为肺弥散功能检查、血气分析。

C. 健康检查周期：

a. 劳动者在开始工作的第 6~12 个月之间应进行 1 次健康检查。

b. 若在岗期间劳动者新发生过敏性鼻炎，应每 3 个月体检 1 次，连续观察 1 年；

c. 生产性粉尘作业分级 I 级，4~5 年 1 次；生产性粉尘作业分级 II 级及以上，每 2~3 年 1 次。

（3）离岗时职业健康检查。

A. 目标疾病：

a. 职业性哮喘［见《职业性哮喘的诊断》（GBZ 57—2019）］。

b. 职业性急性变应性肺泡炎［见《职业性过敏性肺炎的诊断》（GBZ 60—2014）］。

B. 检查内容：同在岗期间职业健康检查的检查内容。

## 6　评价标准

（1）目前未见异常：全部检查结果未见异常。

（2）复查：检查时发现与目标疾病相关的单项或多项异常，需要复查确定者，应明确复查的内容和时间。

（3）疑似职业病：检查发现疑似职业病或可能患有职业病，需要提交职业病诊断机构进一步明确诊断者。

（4）职业禁忌证：检查发现有职业禁忌的患者，须写明具体疾病名称。

（5）其他疾病或异常：除目标疾病之外的其他疾病或某些检查指标的异常。

## 7　支持性文件

（1）《职业健康监护技术规范》（GBZ 188—2014）。

（2）《职业健康检查管理办法》（2019 年修订）。

（3）《中华人民共和国尘肺病防治条例》（1987 年 12 月 3 日国务院发布）。

（4）《职业性哮喘的诊断》（GBZ 57—2019）。

（5）《职业性过敏性肺炎的诊断》（GBZ 60—2014）。

# 二十五　苯及苯系物作业人员职业健康检查

## 1　目的

规范苯及苯系物作业人员职业健康检查工作程序，加强苯及苯系物作业人员职业健康监护管理；早期发现苯及苯系物作业人员职业禁忌证及疑似职业病、早期职业病；保护苯及苯系物作业人员的健康。

## 2　范围

由取得职业健康检查资格的医疗机构对从事接触苯及苯系物作业人员在其上岗前、在岗期间、离岗时、应急情况下进行职业健康体检。

## 3　职责

由已于省级卫生行政部门进行职业健康检查备案的医疗机构对用人单位从事苯及苯系物作业人员进行职业健康检查工作；项目负责人参照职业健康体检关于苯及苯系物作业工种的体检项目就其上岗前、在岗期间、离岗时、应急情况下和医学随访制订体检项目、时间和地点；安排对应项目的检查医师（或技师）按指定时间、地点完成相应的检查项目，并对结果及相应职业禁忌证做出评价。

## 4　定义

苯及苯系物作业是指工作环境（化工生产、金属清洗及苯系物相应行业的工种等）接触到苯及苯系物且有可能通过呼吸道、皮肤或其他系统途径被人体吸收从而引起中毒的作业。

## 5　工作程序

1）为规范职业健康监护工作，加强监护管理，保护苯及苯系物作业劳动者的健康，早期发现苯及苯系物作业人员职业禁忌证及疑似职业病、早期职业病，由已于省级卫生行政部门进行职业健康检查备案的单位对从事苯及苯系物作业人员进行定期的职业健康检查。

2）按上岗前、在岗期间、离岗时、应急情况下或医学随访进行针对苯及苯系物作业人员的体检。

3）体检表统一采用国家卫生健康委员会编制的"职业性健康体检表"，体检前由受检人在"职业健康检查信息表"上签名以示确认。

4）职业健康监护。

（1）上岗前职业健康检查。

A. 目标疾病：职业禁忌证。

a. 血常规检查检出有如下异常者：

a）白细胞计数低于 $4\times10^9/L$ 或中性粒细胞低于 $2\times10^9/L$；

b）血小板计数低于 $8\times10^9/L$。

b. 造血系统疾病。

B. 检查内容：

a. 症状询问：重点询问神经系统和血液系统病史，以及有无头痛、头晕、乏力、失眠、多梦、记忆力减退、皮肤黏膜出血、月经异常等症状。

b. 体格检查：内科常规检查。

c. 实验室和其他检查：必检项目为血常规检查、尿常规检查、肝功能检查、心电图检查、肝脾 B 超检查。

（2）在岗期间职业健康检查。

A. 目标疾病：

a. 职业病：

a）职业性慢性苯中毒［见《职业性苯中毒诊断标准》（GBZ 68—2022）］。

b）职业性肿瘤（苯所致白血病）［见《职业性肿瘤的诊断》（GBZ 94—2017）］。

b. 职业禁忌证：造血系统疾病。

B. 检查内容：

a. 症状询问：重点询问神经系统和血液系统症状，如头痛、头晕、乏力、失眠、多梦、记忆力减退、皮肤黏膜出血、月经异常等。

b. 体格检查：内科常规检查。

c. 实验室和其他检查：

a）必检项目：血常规检查、尿常规检查、肝功能检查、心电图检查、肝脾 B 超检查。

b）复检项目：血常规检查异常者可选择血细胞形态及分类、骨髓穿刺细胞学检查。

C. 复查：受检人员血常规检查异常者应每周复查 1 次，连续 2 次。

D. 健康检查周期：1 年。

（3）离岗时职业健康检查。

A. 目标疾病：

a. 职业性慢性苯中毒［见《职业性苯中毒诊断标准》（GBZ 68—2022）］。

b. 职业性肿瘤（苯所致白血病）［见《职业性肿瘤的诊断》（GBZ 94—2017）］。

B. 检查内容：同在岗期间职业健康检查的检查内容。

（4）应急健康检查。

A. 目标疾病：职业性急性苯中毒［见《职业性苯中毒诊断标准》（GBZ 68—2022）］。

B. 检查内容：

a. 症状询问：重点询问短期内大量苯的职业接触史及头晕、头痛、恶心、呕吐、烦躁、步态蹒跚等症状。

b. 体格检查：

a）内科常规检查。

b）神经系统常规检查，以及运动功能、病理反射检查。

c）眼底检查。

C. 实验室和其他检查：

a. 必检项目：血常规检查、尿常规检查、肝功能检查、心电图检查、肝脾B超检查。

b. 选检项目：尿反-反粘糠酸、尿酚、脑电图检查、头颅CT或磁共振成像（MRI）检查。

## 6 评价标准

（1）目前未见异常：全部检查结果未见异常。

（2）复查：检查时发现与目标疾病相关的单项或多项异常，需要复查确定者，应明确复查的内容和时间。

（3）疑似职业病：检查发现疑似职业病或可能患有职业病，需要提交职业病诊断机构进一步明确诊断者。

（4）职业禁忌证：检查发现有职业禁忌的患者，须写明具体疾病名称。

（5）其他疾病或异常：除目标疾病之外的其他疾病或某些检查指标的异常。

## 7 支持性文件

（1）《职业健康监护技术规范》（GBZ 188—2014）。

（2）《职业健康检查管理办法》（2019年修订）。

（3）《职业性苯中毒诊断标准》（GBZ 68—2022）。

（4）《职业性肿瘤的诊断》（GBZ 94—2017）。

# 二十六　铅及其无机化合物作业人员职业健康检查

## 1　目的

规范铅及其无机化合物作业人员职业健康检查工作程序，加强铅及其无机化合物作业人员职业健康监护管理；早期发现铅及其无机化合物作业人员疑似职业性慢性铅中毒、职业健康损害和职业禁忌证，保护铅及其无机化合物作业人员的健康。

## 2　范围

由取得职业健康体检资格的医疗机构对从事铅及其无机化合物作业人员在其上岗前、在岗期间和离岗时进行职业健康体检。

## 3　职责

由已于省级卫生行政部门进行职业健康检查备案的医疗机构对用人单位从事铅及其无机化合物作业人员进行职业健康检查工作；项目负责人参照职业健康体检关于铅及其无机化合物作业工种的体检项目就其上岗前、在岗期间和离岗时制订体检项目、时间和地点；安排对应项目的检查医师（或技师）按指定时间、地点完成相应的检查项目，并对结果及职业禁忌证作出评价。

## 4　定义

铅及其无机化合物作业是指工作环境（铅矿开采及冶炼、熔铅作业、铅化合物用于制造蓄电池、玻璃、搪瓷、颜料、防锈剂、橡胶硫化促进剂、塑料稳定剂等行业）接触到铅及其无机化合物，主要经呼吸道吸入，其次是经消化途径进入人体后吸收从而引起职业性慢性铅中毒的作业。

## 5　工作程序

1）为规范职业健康监护工作，加强监护管理，早期发现铅及其无机化合物作业人员职业禁忌证及疑似职业病、早期职业病，保护铅及其无机化合物作业劳动者的健康，由已于省级卫生行政部门进行职业健康检查备案的单位对从事铅及其无机化合物作业人员进行定期的职业健康检查。

2）按上岗前、在岗期间及离岗时进行针对铅及其无机化合物作业人员的体检。

3）体检表统一采用国家卫生健康委员会编制的"职业性健康体检表"，体检前由受检人在"职业健康检查信息表"上签名以示确认。

4）职业健康监护。

（1）上岗前职业健康检查。

A. 目标疾病：职业禁忌证。

a. 中度贫血。

b. 卟啉病。

c. 多发性周围神经病。

B. 检查内容：

a. 症状询问：重点询问消化系统、神经系统及贫血等相关病史，以及有无便秘、腹痛、头痛、头晕、乏力、失眠、多梦、记忆力减退、四肢麻木等症状。

b. 体格检查：

a）内科常规检查。

b）神经系统常规检查。

c. 实验室和其他检查：必检项目为血常规检查、尿常规检查、肝功能检查、心电图检查。

（2）在岗期间职业健康检查。

A. 目标疾病：

a. 职业病：职业性慢性铅中毒［见《职业性铅及其无机化合物中毒诊断标准》（GBZ 37—2024）］。

b. 职业禁忌证：同上岗前职业健康检查中的目标疾病。

B. 检查内容：

a. 症状询问：重点询问神经系统、消化系统症状及贫血所致的常见症状，如腹痛、食欲减退、便秘、头痛、头晕、乏力、失眠、烦躁、多梦、记忆力减退、四肢麻木等。

b. 体格检查：

a）内科常规检查，重点检查消化系统和贫血的体征。

b）神经系统常规检查。

c. 实验室和其他检查：

a）必检项目：血常规检查、尿常规检查、心电图检查、血铅和/或尿铅检查。

b）复检项目：血铅≥600 μg/L 或尿铅≥0.58 μmol/L（120 μg/L）者可选择尿 δ-氨基-γ-酮戊酸（δ-ALA）、血锌原卟啉（ZPP）；有周围神经损害表现者可选择神经-肌电图。

C. 健康检查周期：

a. 血铅 1.9～2.9 μmol/L（400～600 μg/L），或尿铅 0.34～0.58 μmol/L（70～120 μg/L），每 3 个月复查血铅或尿铅 1 次。

b. 血铅<1.9 μmol/L（400 μg/L），或尿铅<0.34 μmol/L（70 μg/L），每年体检 1 次。

（3）离岗时职业健康检查。

A. 目标疾病：职业性慢性铅中毒［见《职业性铅及其无机化合物中毒诊断标准》

（GBZ 37—2024）］。

B. 检查内容：同在岗期间职业健康检查的检查内容。

## 6 评价标准

（1）目前未见异常：全部检查结果未见异常。

（2）复查：检查时发现与目标疾病相关的单项或多项异常，需要复查确定者，应明确复查的内容和时间。

（3）疑似职业病：检查发现疑似职业病或可能患有职业病，需要提交职业病诊断机构进一步明确诊断者。

（4）职业禁忌证：检查发现有职业禁忌的患者，须写明具体疾病名称。

（5）其他疾病或异常：除目标疾病之外的其他疾病或某些检查指标的异常。

## 7 支持性文件

（1）《职业健康监护技术规范》（GBZ 188—2014）。

（2）《职业健康检查管理办法》（2019 年修订）。

（3）《职业性铅及其无机化合物中毒诊断标准》（GBZ 37—2024）。

# 二十七 镉及其无机化合物作业人员职业健康检查

## 1 目的

规范镉及其无机化合物作业人员职业健康检查工作程序，加强镉及其无机化合物作业人员职业健康监护管理；早期发现镉及其无机化合物作业人员职业禁忌证及疑似职业性慢性镉中毒、早期职业病，保护镉及其无机化合物作业人员的健康。

## 2 范围

由取得职业健康体检资格的医疗机构对从事镉及其无机化合物作业人员在其上岗前、在岗期间、离岗时、应急情况下及离岗后进行职业健康体检。

## 3 职责

由已于省级卫生行政部门进行职业健康检查备案的医疗机构对用人单位从事镉及其无机化合物作业人员进行职业健康检查工作；项目负责人参照职业健康体检关于镉及其无机化合物作业工种的体检项目就其上岗前、在岗期间、离岗时、离岗后和应急情况下制订体检项目、时间和地点；安排对应项目的检查医师（或技师）按指定时间、地点完成相应的检查项目，并对结果及职业禁忌证作出评价。

## 4 定义

镉及其无机化合物作业是指工作环境（电镀、制造工业颜料、塑料稳定剂、镍镉电池、光电池及半导体元件、焊料等行业）接触到镉及其无机化合物且有可能通过呼吸道吸入从而引起中毒的作业。

## 5 工作程序

1) 为规范职业健康监护工作，加强监护管理，早期发现镉及其无机化合物作业人员职业禁忌证及疑似职业病，保护镉及其无机化合物作业劳动者的健康，由已于省级卫生行政部门进行职业健康检查备案的单位对从事镉及其无机化合物作业人员进行定期的职业健康检查。

2) 按上岗前、在岗期间、离岗时、应急情况下及离岗后进行针对镉及其无机化合物作业人员的体检。

3) 体检表统一采用国家卫生健康委员会编制的"职业性健康体检表"，体检前由受检人在"职业健康检查信息表"上签名以示确认。

4）职业健康监护。

（1）上岗前职业健康检查。

A. 目标疾病：职业禁忌证。

a. 慢性肾脏疾病。

b. 骨质疏松症。

B. 检查内容：

a. 症状询问：重点询问有关肾脏疾病和骨质疏松症及高血压的病史及相关症状。

b. 体格检查：内科常规检查。

c. 实验室和其他检查：必检项目为血常规检查、尿常规检查、肝功能检查、心电图检查、肝肾B超检查、胸部X射线摄片、肺功能检查。

（2）在岗期间职业健康检查。

A. 目标疾病：

a. 职业病：职业性慢性镉中毒［见《职业性镉中毒的诊断》（GBZ 17—2015）］。

b. 职业禁忌证：同上岗前职业健康检查中的目标疾病。

B. 检查内容：

a. 症状询问：重点询问头晕、乏力、咳嗽、气短、腰背及肢体疼痛等症状。

b. 体格检查：内科常规检查。

c. 实验室和其他检查：必检项目为血常规检查、尿常规检查、尿镉、尿$\beta_2$-微球蛋白或尿视黄醇结合蛋白检查、胸部X射线摄片、肺功能检查。

C. 健康检查周期：1年。

（3）离岗时职业健康检查。

A. 目标疾病：职业性慢性镉中毒［见《职业性镉中毒的诊断》（GBZ 17—2015）］。

B. 检查内容：同在岗期间职业健康检查中的检查内容。

（4）应急健康检查。

A. 目标疾病：

a. 职业性急性镉中毒［见《职业性镉中毒的诊断》（GBZ 17—2015）］。

b. 金属烟热［见《金属烟热诊断标准》（GBZ 48—2002）］。

B. 检查内容：

a. 症状询问：重点询问短时间内吸入高浓度氧化镉烟、尘的职业接触史及头晕、头痛、乏力、胸闷、四肢酸痛、寒战、发热、咳嗽、咳痰、发绀、呼吸困难等症状。

b. 体格检查：内科常规检查，重点检查呼吸系。

c. 实验室和其他检查：

a）必检项目：血常规检查、尿常规检查、肝功能检查、心电图检查、血氧饱和度检查、胸部X射线摄片、血镉。

b）选检项目：肺功能、血气分析。

（5）离岗后健康检查（推荐性）。

A. 检查对象：离岗时健康检查尿镉>5 μmol/mol 肌酐的镉作业者。

B. 目标疾病：职业性慢性镉中毒［见《职业性镉中毒的诊断》（GBZ 17—2015）］。

C. 检查内容：同在岗期间职业健康检查中的检查内容。

D. 检查时间：尿镉>5 μmol/mol 肌酐者，随访 3 年；尿镉>10 μmol/mol 肌酐者，随访 6 年；检查周期均为每年 1 次。随访中尿镉≤5 μmol/mol 肌酐者，可终止随访。

## 6　评价标准

（1）目前未见异常：全部检查结果未见异常。

（2）复查：检查时发现与目标疾病相关的单项或多项异常，需要复查确定者，应明确复查的内容和时间。

（3）疑似职业病：检查发现疑似职业病或可能患有职业病，需要提交职业病诊断机构进一步明确诊断者。

（4）职业禁忌证：检查发现有职业禁忌的患者，须写明具体疾病名称。

（5）其他疾病或异常：除目标疾病之外的其他疾病或某些检查指标的异常。

## 7　支持性文件

（1）《职业健康监护技术规范》（GBZ 188—2014）。

（2）《职业健康检查管理办法》（2019 年修订）。

（3）《职业性镉中毒的诊断》（GBZ 17—2015）。

（4）《金属烟热诊断标准》（GBZ 48—2002）。

# 二十八 汞及其无机化合物作业人员职业健康检查

## 1 目的

规范汞及其无机化合物作业人员职业健康检查工作程序，加强汞及其无机化合物作业人员职业健康监护管理；早期发现汞及其无机化合物作业人员职业禁忌证及疑似职业性慢性汞中毒、早期职业病，保护汞及其无机化合物作业人员的健康。

## 2 范围

由取得职业健康体检资格的医疗机构对从汞及其无机化合物作业人员在其上岗前、在岗期间、离岗时和应急情况下进行职业健康体检。

## 3 职责

由已于省级卫生行政部门进行职业健康检查备案的医疗机构对用人单位从事汞及其无机化合物作业人员进行职业健康检查工作；项目负责人参照职业健康体检关于汞及其无机化合物作业工种的体检项目就其上岗前、在岗期间、离岗时和应急情况下制订体检项目、时间和地点；安排对应项目的检查医师（或技师）按指定时间、地点完成相应的检查项目，并对结果及职业禁忌证作出评价。

## 4 定义

汞及其无机化合物作业是指工作环境（汞矿开采及冶炼、电工器材、温度计、气压表、血压计、石英灯、荧光灯、涂料等行业）接触到汞及其无机化合物且有可能通过呼吸道、皮肤或消化系统途径被人体吸收从而引起中毒的作业。

## 5 工作程序

1）为规范职业健康监护工作，加强监护管理，早期发现汞及其无机化合物作业人员职业禁忌证及疑似职业病，保护汞及其无机化合物作业劳动者的健康，由已于省级卫生行政部门进行职业健康检查备案的单位对从事汞及其无机化合物作业人员进行定期的职业健康检查。

2）按上岗前、在岗期间、离岗时及应急情况下进行针对性汞及其无机化合物作业人员的体检。

3）体检表统一采用国家卫生健康委员会编制的"职业性健康体检表"，体检前由受检人在"职业健康检查信息表"上签名以示确认。

4）职业健康监护。

（1）上岗前职业健康检查。

A. 目标疾病：职业禁忌证。

a. 中枢神经系统器质性疾病。

b. 已确诊并仍需要医学监护的精神障碍性疾病。

c. 慢性肾脏疾病。

B. 检查内容：

a. 症状询问：重点询问神经精神、肾脏病史，以及有无头痛、头晕、乏力、失眠、多梦、记忆力减退、多汗等症状。

b. 体格检查：

a）内科常规检查。

b）口腔科常规检查，重点检查口腔黏膜、牙龈。

c）神经系统常规检查及共济运动检查。

c. 实验室和其他检查：必检项目为血常规检查、尿常规检查、肝功能检查、心电图检查。

（2）在岗期间职业健康检查。

A. 目标疾病：

a. 职业病：职业性慢性汞中毒［见《职业性汞中毒诊断标准》（GBZ 89—2024）］。

b. 职业禁忌证：同上岗前职业健康检查中的目标疾病。

B. 检查内容：

a. 症状询问：重点询问神经精神症状，如头痛、头晕、乏力、失眠、烦躁、多梦、记忆力减退、易激动、多汗等。

b. 体格检查：

a）内科常规检查。

b）神经系统常规检查、共济运动检查及震颤（眼睑、舌、手指震颤）。

c）口腔科常规检查，重点检查口腔及牙龈炎症。

c. 实验室和其他检查：必检项目为血常规检查、尿常规检查、心电图检查、尿汞、尿 $\beta_2$-微球蛋白或 $\alpha_1$-微球蛋白或尿视黄醇结合蛋白。

C. 健康检查周期：

a. 作业场所有毒作业分级Ⅱ级及以上：每年1次。

b. 作业场所有毒作业分级Ⅰ级：每2年1次。

（3）离岗时职业健康检查。

A. 目标疾病：职业性慢性汞中毒［见《职业性汞中毒诊断标准》（GBZ 89—2024）］。

B. 检查内容：同在岗期间职业健康检查的检查内容。

（4）应急健康检查。

A. 目标疾病：职业性急性汞中毒［见《职业性汞中毒诊断标准》（GBZ 89—

2024)]。

B. 检查内容：

a. 症状询问：重点询问短时间内吸入高浓度汞蒸气的职业接触史，以及有无发热、头晕、头痛、震颤、流涎、口腔溃疡、牙龈肿胀、皮疹、恶心、呕吐、腹痛、腹泻、咳嗽、气急、胸闷等症状。

b. 体格检查：

a）内科常规检查。

b）神经系统常规检查，以及运动功能、病理反射检查。

c）口腔科常规检查，重点检查口腔黏膜、牙龈。

c. 实验室和其他检查：

a）必检项目：血常规检查、尿常规检查、肾功能检查、心电图检查、胸部X射线摄片、血氧饱和度、尿汞。

b）选检项目：尿 $\beta_2$-微球蛋白、尿蛋白定量、脑电图、头颅CT或MRI。

## 6 评价标准

（1）目前未见异常：全部检查结果未见异常。

（2）复查：检查时发现与目标疾病相关的单项或多项异常，需要复查确定者，应明确复查的内容和时间。

（3）疑似职业病：检查发现疑似职业病或可能患有职业病，需要提交职业病诊断机构进一步明确诊断者。

（4）职业禁忌证：检查发现有职业禁忌的患者，须写明具体疾病名称。

（5）其他疾病或异常：除目标疾病之外的其他疾病或某些检查指标的异常。

## 7 支持性文件

（1）《职业健康监护技术规范》（GBZ 188—2014）。

（2）《职业健康检查管理办法》（2019年修订）。

（3）《职业性汞中毒诊断标准》（GBZ 89—2024）。

# 二十九 锰及其无机化合物作业人员职业健康检查

## 1 目的

规范锰及其无机化合物作业人员职业健康检查工作程序，加强锰及其无机化合物作业人员职业健康监护管理；早期发现锰及其无机化合物作业人员职业禁忌证及疑似职业性慢性锰中毒，保护锰及其无机化合物作业人员的健康。

## 2 范围

由取得职业健康体检资格的医疗机构对从事锰及其无机化合物作业人员在其上岗前、在岗期间、离岗时及离岗后进行职业健康体检。

## 3 职责

由已于省级卫生行政部门进行职业健康检查备案的医疗机构对用人单位从事锰及其无机化合物作业人员进行职业健康检查工作；项目负责人参照职业健康体检关于锰及其无机化合物作业工种的体检项目就其上岗前、在岗期间、离岗时及离岗后制订体检项目、时间和地点；安排对应项目的检查医师（或技师）按指定时间地点完成相应的检查项目，并对结果及职业禁忌证作出评价。

## 4 定义

锰及其无机化合物作业是指工作环境［锰矿石开采、运输与加工（碾磨、过筛、包装）、制造与使用电焊条、二氧化锰作为干电池生产的去极剂、陶瓷或玻璃应用硅酸锰及四氧化三锰作色料、纺织品漂白、消毒剂等行业］接触到锰及其无机化合物且有可能通过呼吸道进入人体，锰烟及小于 5 μm 的锰尘由肺泡吸收后经淋巴管入血从而引起中毒的作业。

## 5 工作程序

1）为规范职业健康监护工作，加强监护管理，早期发现锰及其无机化合物作业人员职业禁忌证及疑似职业病、早期职业病，保护锰及其无机化合物作业劳动者的健康，由已于省级卫生行政部门进行职业健康检查备案的单位对从事锰及其无机化合物作业人员进行定期的职业健康检查。

2）按上岗前、在岗期间、离岗时及离岗后进行针对性锰及其无机化合物作业人员的体检。

3）体检表统一采用国家卫生健康委员会编制的"职业性健康体检表"，体检前由受检人在"职业健康检查信息表"上签名以示确认。

4）职业健康监护。

（1）上岗前职业健康检查。

A. 目标疾病：职业禁忌证。

a. 中枢神经系统器质性疾病。

b. 已确诊并仍需要医学监护的精神障碍性疾病。

B. 检查内容：

a. 症状询问：重点询问神经精神病史，以及有无头晕、乏力、睡眠障碍、健忘、错觉、幻觉、抑郁或躁狂等症状。

b. 体格检查：

a）内科常规检查。

b）神经系统常规检查。

c. 实验室和其他检查：必检项目为血常规检查、尿常规检查、肝功能检查、心电图检查、胸部 X 射线摄片。

（2）在岗期间职业健康检查。

A. 目标疾病：

a. 职业病：职业性慢性锰中毒［见《职业性慢性锰中毒诊断标准》（GBZ 3—2006）］。

b. 职业禁忌证：同上岗前职业健康检查中的目标疾病。

B. 检查内容：

a. 症状询问：重点询问神经精神症状，如头晕、易疲乏、睡眠障碍、健忘、多汗、心悸、肢体震颤、感情淡漠、性格改变、不自主哭笑等。

b. 体格检查：

a）内科常规检查。

b）神经系统常规检查，注意肌力的变化和共济失调、病理反射等。

c. 实验室和其他检查：必检项目为血常规检查、尿常规检查、肝功能检查。

C. 健康检查周期：1 年。

（3）离岗时职业健康检查。

A. 目标疾病：职业性慢性锰中毒［见《职业性慢性锰中毒诊断标准》（GBZ 3—2006）］。

B. 检查内容：同在岗期间职业健康检查中的检查内容。

（4）离岗后健康检查（推荐性）。

A. 检查对象：锰及其无机化合物的作业人员。

B. 目标疾病：职业性慢性锰中毒［见《职业性慢性锰中毒诊断标准》（GBZ 3—2006）］。

C. 检查内容：同在岗期间职业健康检查中的检查内容。

D. 检查时间：接触锰及其无机化合物工龄在 10 年（含 10 年）以下者，随访 6 年；接触锰及其无机化合物工龄超过 10 年者，随访 12 年，检查周期均为每 3 年 1 次。

若接触锰及其无机化合物工龄在 5 年以下，且工作场所空气中锰浓度符合国家卫生标准者，可以不随访。

## 6　评价标准

（1）目前未见异常：全部检查结果未见异常。

（2）复查：检查时发现与目标疾病相关的单项或多项异常，需要复查确定者，应明确复查的内容和时间。

（3）疑似职业病：检查发现疑似职业病或可能患有职业病，需要提交职业病诊断机构进一步明确诊断者。

（4）职业禁忌证：检查发现有职业禁忌的患者，须写明具体疾病名称。

（5）其他疾病或异常：除目标疾病之外的其他疾病或某些检查指标的异常。

## 7　支持性文件

（1）《职业健康监护技术规范》（GBZ 188—2014）。

（2）《职业健康检查管理办法》（2019 年修订）。

（3）《职业性慢性锰中毒诊断标准》（GBZ 3—2006）。

# 三十　砷作业人员职业健康检查

## 1　目的

规范砷作业人员职业健康检查工作程序，加强砷作业人员职业健康监护管理；早期发现砷作业人员职业禁忌证及疑似职业性急/慢性砷中毒、早期职业病，保护砷作业人员的健康。

## 2　范围

由取得职业健康体检资格的医疗机构对从事砷作业人员在其上岗前、在岗期间、离岗时、离岗后及应急情况下进行职业健康体检。

## 3　职责

由已于省级卫生行政部门进行职业健康检查备案的医疗机构对用人单位从事砷作业人员进行职业健康检查工作；项目负责人参照职业健康体检关于砷作业工种的体检项目就其上岗前、在岗期间、离岗时、离岗后及应急情况下制订体检项目、时间和地点；安排对应项目的检查医师（或技师）按指定时间、地点完成相应的检查项目，并对结果及职业禁忌证作出评价。

## 4　定义

砷作业是指工作环境（铅铜锌等金属冶炼、农药制造、制药、烟道和矿渣处理等行业或工种）接触到砷的作业，职业中毒主要通过呼吸道吸入所致。

## 5　工作程序

1）为规范职业健康监护工作，加强监护管理，早期发现砷作业人员职业禁忌证及疑似职业病，保护砷作业劳动者的健康，由已于省级卫生行政部门进行职业健康检查备案的单位对从事砷作业人员进行定期的职业健康检查。

2）按上岗前、在岗期间、离岗时、离岗后及应急情况下进行针对砷作业人员的体检。

3）体检表统一采用国家卫生健康委员会编制的"职业性健康体检表"，体检前由受检人在"职业健康检查信息表"上签名以示确认。

4）职业健康监护。

（1）上岗前职业健康检查。

A. 目标疾病：职业禁忌证。

a. 慢性肝病。

b. 多发性周围神经病。

c. 严重慢性皮肤疾病。

d. 地方性砷中毒。

B. 检查内容：

a. 症状询问：重点询问神经系统、消化系统等相关病史，以及有无乏力、头痛、头晕、失眠、四肢远端麻木、疼痛、双下肢沉重感、消化不良、肝区不适等症状，长期不愈或反复发作的皮肤疾病。

b. 体格检查：

a）内科常规检查：重点检查消化系统，如肝脏大小、硬度、肝区叩痛等。

b）神经系统常规检查。

c）皮肤科检查：重点检查皮疹、皮炎、皮肤过度角化、皮肤色素沉着、色素脱失斑、溃疡。

c. 实验室和其他检查：

a）必检项目：血常规检查、尿常规检查、肝功能检查、空腹血糖、尿砷、心电图检查、肝脾B超检查、胸部X射线摄片。

b）复检项目：空腹血糖异常或有周围神经损害表现者可选择糖化血红蛋白、神经-肌电图。

（2）在岗期间职业健康检查。

A. 目标疾病：

a. 职业病：

a）职业性慢性砷中毒［见《职业性砷中毒的诊断》（GBZ 83—2013）］。

b）职业性肿瘤，即砷及其化合物所致肺癌（或皮肤癌）［见《职业性肿瘤的诊断》（GBZ 94—2017）］。

b. 职业禁忌证：同上岗前职业健康检查中的目标疾病。

B. 检查内容：

a. 症状询问：除询问有无上岗前检查所列症状外，重点询问有无呼吸系统症状，如咳嗽、咳痰、痰中带血、咯血、胸闷、呼吸困难。

b. 体格检查：

a）内科常规检查。

b）神经系统常规检查。

c）皮肤科检查：重点检查躯干部及四肢有无弥漫的黑色或棕褐色的色素沉着和色素脱失斑，指、趾甲有无白色横纹（Mees纹），手、足掌皮肤有无过度角化及溃疡、赘生物、脱屑等。

c. 实验室和其他检查：

a）必检项目：血常规检查、尿常规检查、肝功能检查、空腹血糖、尿砷或发砷、心电图检查、肝脾B超检查、胸部X射线摄片。

b）复检项目：空腹血糖异常或有周围神经损害表现者可选择糖化血红蛋白、神经-肌电图。

C. 健康检查周期：

a. 肝功能检查：每半年1次。

b. 作业场所有毒作业分级Ⅱ级及以上：每年1次。

c. 作业场所有毒作业分级Ⅰ级：每2年1次。

（3）离岗时职业健康检查。

A. 目标疾病：

a. 职业性慢性砷中毒［见《职业性砷中毒的诊断》（GBZ 83—2013）］。

b. 职业性肿瘤，即砷及其化合物所致肺癌（或皮肤癌）［见《职业性肿瘤的诊断》（GBZ 94—2017）］。

B. 检查内容：同在岗期间职业健康检查中的检查内容。

（4）应急健康检查。

A. 目标疾病：

a. 职业性急性砷中毒［见《职业性砷中毒的诊断》（GBZ 83—2013）］。

b. 职业性接触性皮炎［见《职业性接触性皮炎的诊断》（GBZ 20—2019）］。

c. 职业性化学性眼灼伤［见《职业性化学性眼灼伤的诊断》（GBZ 54—2017）］。

B. 检查内容：

a. 症状询问：重点询问短时间内接触大量砷及其化合物的职业史，以及有无以呼吸、消化、神经系统损伤及皮肤、眼部刺激症状为主的临床表现，如咳嗽、胸痛、呼吸困难、恶心、呕吐、腹痛、腹泻、头晕、头痛、乏力、失眠、烦躁不安、皮肤瘙痒、红色斑丘疹、眼结膜充血等。

b. 体格检查：

a）内科常规检查。

b）眼科常规检查。

c）神经系统常规检查。

d）皮肤科检查。

c. 实验室和其他检查：必检项目为血常规检查、便常规检查、尿常规检查、肝功能检查、心电图检查、胸部X射线摄片、尿砷。

（5）离岗后健康检查（推荐性）。

A. 检查对象：砷作业人员。

B. 目标疾病：

a. 职业性慢性砷中毒［见《职业性砷中毒的诊断》（GBZ 83—2013）］。

b. 职业性肿瘤，即砷及其化合物所致肺癌（或皮肤癌）［见《职业性肿瘤的诊断》（GBZ 94—2017）］。

C. 检查内容：同在岗期间职业健康检查中的检查内容。

D. 检查时间：接触砷工龄在10年（含10年）以下者，随访9年；接触砷工龄在10年以上者，随访21年，随访周期为每3年1次。接触砷工龄在5年以下，且接触浓度符合国家职业卫生标准者，可以不随访。

## 6 评价标准

（1）目前未见异常：全部检查结果未见异常。

（2）复查：检查时发现与目标疾病相关的单项或多项异常，需要复查确定者，应明确复查的内容和时间。

（3）疑似职业病：检查发现疑似职业病或可能患有职业病，需要提交职业病诊断机构进一步明确诊断者。

（4）职业禁忌证：检查发现有职业禁忌的患者，须写明具体疾病名称。

（5）其他疾病或异常：除目标疾病之外的其他疾病或某些检查指标的异常。

## 7 支持性文件

（1）《职业健康监护技术规范》（GBZ 188—2014）。

（2）《职业健康检查管理办法》（2019 年修订）。

（3）《职业性砷中毒的诊断》（GBZ 83—2013）。

（4）《职业性肿瘤的诊断》（GBZ 94—2017）。

（5）《职业性接触性皮炎的诊断》（GBZ 20—2019）。

（6）《职业性化学性眼灼伤的诊断》（GBZ 54—2017）。

# 三十一　1,2-二氯乙烷作业人员职业健康检查

## 1　目的

规范 1,2-二氯乙烷作业人员职业健康检查工作程序，加强 1,2-二氯乙烷作业人员职业健康监护管理；早期发现 1,2-二氯乙烷作业人员职业禁忌证及疑似职业病、早期职业病；保护 1,2-二氯乙烷作业人员的健康。

## 2　范围

由取得职业健康体检资格的医疗机构对从事接触 1,2-二氯乙烷作业人员在其上岗前、在岗期间、应急情况下进行职业健康体检。

## 3　职责

由已于省级卫生行政部门进行职业健康检查备案的医疗机构对用人单位组织从事 1,2-二氯乙烷作业人员进行职业健康检查工作；项目负责人参照职业健康体检关于 1,2-二氯乙烷作业工种的体检项目就其上岗前、在岗期间、应急情况下制订体检项目、时间和地点；安排对应项目的检查医师（或技师）按指定时间、地点完成相应的检查项目，并对结果及相应职业禁忌证做出评价。

## 4　定义

1,2-二氯乙烷作业是指工作环境（化工生产、金属清洗相应行业的工种等）接触到 1,2-二氯乙烷且有可能通过呼吸道、皮肤或其他系统途径被人体吸收从而引起中毒的作业。

## 5　工作程序

1）为规范职业健康监护工作，加强监护管理，保护 1,2-二氯乙烷作业劳动者的健康，早期发现 1,2-二氯乙烷作业人员职业禁忌证及疑似职业病、早期职业病，由已于省级卫生行政部门进行职业健康检查备案的单位对从事 1,2-二氯乙烷作业人员进行定期的职业健康检查。

2）按上岗前、在岗期间、应急情况下进行针对 1,2-二氯乙烷作业人员的体检。

3）体检表统一采用国家卫生健康委员会编制的"职业性健康体检表"，体检前由受检人在"职业健康检查信息表"上签名以示确认。

4）职业健康监护。

（1）上岗前职业健康检查。

A. 目标疾病：职业禁忌证。

a. 中枢神经系统器质性疾病。

b. 慢性肝病。

B. 检查内容：

a. 症状询问：重点询问中枢神经系统、肝脏疾病史及其相关症状。

b. 体格检查：

a）内科常规检查。

b）神经系统常规检查。

c. 实验室和其他检查：必检项目为血常规检查、尿常规检查、肝功能检查、心电图检查、肝脾B超检查、胸部X射线摄片。

（2）在岗期间职业健康检查（推荐性）。

A. 目标疾病：同上岗前职业健康检查中的目标疾病。

B. 检查内容：同上岗前职业健康检查中的检查内容。

C. 健康检查周期：3年。

（3）应急健康检查。

A. 目标疾病：职业性急性1,2-二氯乙烷中毒［见《职业性急性1,2-二氯乙烷中毒的诊断》（GBZ 39—2016）］。

B. 检查内容：

a. 症状询问：短期内吸入大量1,2-二氯乙烷的职业接触史及中枢神经系统等症状。

b. 体格检查：

a）内科常规检查。

b）神经系统常规检查。

c）眼底检查。

c. 实验室和其他检查：

a）必检项目：血常规检查、尿常规检查、肝功能检查、心电图检查、尿$\beta_2$-微球蛋白、肝脾B超。

b）选检项目：脑电图检查、头颅CT或MRI检查、血或尿1,2-二氯乙烷。

## 6 评价标准

（1）目前未见异常：全部检查结果未见异常。

（2）复查：检查时发现与目标疾病相关的单项或多项异常，需要复查确定者，应明确复查的内容和时间。

（3）疑似职业病：检查发现疑似职业病或可能患有职业病，需要提交职业病诊断机构进一步明确诊断者。

（4）职业禁忌证：检查发现有职业禁忌的患者，须写明具体疾病名称。

（5）其他疾病或异常：除目标疾病之外的其他疾病或某些检查指标的异常。

# 7 支持性文件

（1）《职业健康监护技术规范》（GBZ 188—2014）。
（2）《职业健康检查管理办法》（2019 年修订）。
（3）《职业性急性 1,2-二氯乙烷中毒的诊断》（GBZ 39—2016）。

# 三十二　酚类化合物作业人员职业健康检查

## 1　目的

规范酚类化合物作业人员职业健康检查工作程序，加强酚类化合物作业人员职业健康监护管理；早期发现酚类化合物作业人员职业禁忌证及疑似职业病、早期职业病；保护酚类化合物作业人员的健康。

## 2　范围

由取得职业健康体检资格的医疗机构对从事接触酚类化合物作业人员在其上岗前、在岗期间、应急情况下进行职业健康体检。

## 3　职责

由已于省级卫生行政部门进行职业健康检查备案的医疗机构对用人单位从事酚类化合物作业人员进行职业健康检查工作；项目负责人参照职业健康体检关于酚类化合物作业工种的体检项目就其上岗前、在岗期间、应急情况下制订体检项目、时间和地点；安排对应项目的检查医师（或技师）按指定时间、地点完成相应的检查项目，并对结果及相应职业禁忌证作出评价。

## 4　定义

酚类化合物作业是指工作环境（化工生产、金属清洗等相应行业的工种等）接触到酚类化合物且有可能通过呼吸道、皮肤或其他系统途径被人体吸收从而引起中毒的作业。

## 5　工作程序

1）为规范职业健康监护工作，加强监护管理，保护酚类化合物作业劳动者的健康，早期发现酚类化合物作业人员职业禁忌证及疑似职业病、早期职业病，由已于省级卫生行政部门进行职业健康检查备案的单位对从事酚类化合物作业人员进行定期的职业健康检查。

2）按上岗前、在岗期间、应急情况下进行针对酚类化合物作业人员的体检。

3）体检表统一采用国家卫生健康委员会编制的"职业性健康体检表"，体检前由受检人在"职业健康检查信息表"上签名以示确认。

4）职业健康监护。

(1) 上岗前职业健康检查。

A. 目标疾病：职业禁忌证。

a. 中枢神经系统器质性疾病。

b. 慢性肾脏疾病。

c. 严重慢性皮肤疾病。

B. 检查内容：

a. 症状询问：重点询问泌尿系统、神经系统、皮肤病史及其相关症状。

b. 体格检查：

a）内科常规检查。

b）神经系统常规检查。

c）皮肤科常规检查。

c. 实验室和其他检查：必检项目为血常规检查、尿常规检查、肝功能检查、肾功能检查、网织红细胞、心电图检查、胸部 X 射线摄片。

(2) 在岗期间职业健康检查（推荐性）。

A. 目标疾病：同上岗前职业健康检查中的目标疾病。

B. 检查内容：同上岗前职业健康检查中的检查内容。

C. 健康检查周期：3 年。

(3) 应急健康检查。

A. 目标疾病：

a. 职业性急性酚中毒［见《职业性急性酚中毒诊断标准》（GBZ 91—2008）］。

b. 职业性化学性皮肤灼伤［见《职业性化学性皮肤灼伤诊断标准》（GBZ 51—2009）］。

c. 职业性化学性眼灼伤［见《职业性化学性眼灼伤的诊断》（GBZ 54—2017）］。

B. 检查内容：

a. 症状询问：重点询问酚（酚类化合物如甲酚、邻苯二酚、间苯二酚、对苯二酚）灼伤的职业史，以及有无泌尿系统、中枢神经系统、心血管系统相关症状，皮肤灼伤情况。

b. 体格检查：

a）内科常规检查。

b）神经系统常规检查，注意有无病理反射。

c）皮肤科常规检查，重点检查皮肤灼伤面积及深度。

d）眼科常规检查及眼底检查。

c. 实验室和其他检查：

a）必检项目：血常规检查、尿常规检查、肝功能检查、心电图检查、肾功能检查、网织红细胞、尿酚。

b）选检项目：肝肾 B 超、心肌酶谱、肌钙蛋白 T（TnT）。

## 6 评价标准

（1）目前未见异常：全部检查结果未见异常。

（2）复查：检查时发现与目标疾病相关的单项或多项异常，需要复查确定者，应明确复查的内容和时间。

（3）疑似职业病：检查发现疑似职业病或可能患有职业病，需要提交职业病诊断机构进一步明确诊断者。

（4）职业禁忌证：检查发现有职业禁忌的患者，须写明具体疾病名称。

（5）其他疾病或异常：除目标疾病之外的其他疾病或某些检查指标的异常。

## 7 支持性文件

（1）《职业健康监护技术规范》（GBZ 188—2014）。

（2）《职业健康检查管理办法》（2019 年修订）。

（3）《职业性急性酚中毒诊断标准》（GBZ 91—2008）。

（4）《职业性化学性皮肤灼伤诊断标准》（GBZ 51—2009）。

（5）《职业性化学性眼灼伤的诊断》（GBZ 54—2017）。

# 三十三 甲醇作业人员职业健康检查

## 1 目的

规范甲醇作业人员职业健康检查工作程序,加强甲醇作业人员职业健康监护管理;早期发现甲醇作业人员职业禁忌证及疑似职业病、早期职业病;保护甲醇作业人员的健康。

## 2 范围

由取得职业健康体检资格的医疗机构对从事接触甲醇作业人员在其上岗前、在岗期间、应急情况下进行职业健康体检。

## 3 职责

由已于省级卫生行政部门进行职业健康检查备案的医疗机构对用人单位从事甲醇作业人员进行职业健康检查工作;项目负责人参照职业健康体检关于甲醇作业工种的体检项目就其上岗前、在岗期间、应急情况下制订体检项目、时间和地点;安排对应项目的检查医师(或技师)按指定时间、地点完成相应的检查项目,并对结果及相应职业禁忌证作出评价。

## 4 定义

甲醇作业是指工作环境(化工生产、医药等相应行业的工种等)接触到甲醇且有可能通过呼吸道、消化道、皮肤或其他系统途径被人体吸收从而引起中毒的作业。

## 5 工作程序

1)为规范职业健康监护工作,加强监护管理,保护甲醇作业劳动者的健康,早期发现甲醇作业人员职业禁忌证及疑似职业病、早期职业病,由已于省级卫生行政部门进行职业健康检查备案的单位对从事甲醇作业人员进行定期的职业健康检查。

2)按上岗前、在岗期间、应急情况下进行针对性甲醇作业人员的体检。

3)体检表统一采用国家卫生健康委员会编制的"职业性健康体检表",体检前由受检人在"职业健康检查信息表"上签名以示确认。

4)职业健康监护。

(1)上岗前职业健康检查。

A. 目标疾病:职业禁忌证。

a. 视网膜及视神经疾病。

b. 中枢神经系统器质性疾病。

B. 检查内容：

a. 症状询问：重点询问有关视网膜和视神经病、中枢神经系统器质性疾病的症状。

b. 体格检查：

a) 内科常规检查。

b) 神经系统常规检查。

c) 眼科常规检查及眼底。

c. 实验室和其他检查：

a) 必检项目：血常规检查、尿常规检查、肝功能检查、心电图检查、肝脾 B 超检查、胸部 X 射线摄片。

b) 复检项目：眼底检查异常者可选择视野检查、视觉诱发电位检查。

（2）在岗期间职业健康检查（推荐性）。

A. 目标疾病：同上岗前职业健康检查中的目标疾病。

B. 检查内容：同上岗前职业健康检查中的检查内容。

C. 健康检查周期：3 年。

（3）应急健康检查。

A. 目标疾病：职业性急性甲醇中毒［见《职业性急性甲醇中毒的诊断》（GBZ 53—2017）］。

B. 检查内容：

a. 症状询问：重点询问短期内大量接触甲醇的职业史，以及有无头痛、头晕、乏力、视物模糊及眼、上呼吸道刺激症状。

b. 体格检查：

a) 内科常规检查。

b) 神经系统常规检查，注意有无病理反射。

c) 眼科常规检查、视野检查及眼底检查。

c. 实验室和其他检查：

a) 必检项目：血常规检查、尿常规检查、肝功能检查、心电图检查、血气分析。

b) 选检项目：血液甲醇或甲酸测定、尿甲醇或甲酸测定、头颅 CT 或 MRI 检查。

# 6 评价标准

（1）目前未见异常：全部检查结果未见异常。

（2）复查：检查时发现与目标疾病相关的单项或多项异常，需要复查确定者，应明确复查的内容和时间。

（3）疑似职业病：检查发现疑似职业病或可能患有职业病，需要提交职业病诊断机构进一步明确诊断者。

（4）职业禁忌证：检查发现有职业禁忌的患者，须写明具体疾病名称。

（5）其他疾病或异常：除目标疾病之外的其他疾病或某些检查指标的异常。

# 7 支持性文件

（1）《职业健康监护技术规范》（GBZ 188—2014）
（2）《职业健康检查管理办法》（2019 年修订）。
（3）《职业性急性甲醇中毒的诊断》（GBZ 53—2017）。

# 三十四　硫酸二甲酯作业人员职业健康检查

## 1　目的

规范硫酸二甲酯作业人员职业健康检查工作程序，加强硫酸二甲酯作业人员职业健康监护管理；早期发现硫酸二甲酯作业人员职业禁忌证及疑似职业病、早期职业病；保护硫酸二甲酯作业人员的健康。

## 2　范围

由取得职业健康体检资格的医疗机构对从事接触硫酸二甲酯作业人员在其上岗前、在岗期间、应急情况下进行职业健康体检。

## 3　职责

由已于省级卫生行政部门进行职业健康检查备案的医疗机构对用人单位从事硫酸二甲酯作业人员进行职业健康检查工作；项目负责人参照职业健康体检关于硫酸二甲酯作业工种的体检项目就其上岗前、在岗期间、应急情况下制订体检项目、时间和地点；安排对应项目的检查医师（或技师）按指定时间、地点完成相应的检查项目，并对结果及相应职业禁忌证作出评价。

## 4　定义

硫酸二甲酯作业是指工作环境（化工生产、染料、农药等相应行业的工种等）接触到硫酸二甲酯且有可能通过呼吸道、皮肤或其他系统途径被人体吸收从而引起中毒。

## 5　工作程序

1) 为规范职业健康监护工作，加强监护管理，保护硫酸二甲酯作业劳动者的健康，早期发现硫酸二甲酯作业人员职业禁忌证及疑似职业病、早期职业病，由已于省级卫生行政部门进行职业健康检查备案的单位对从事硫酸二甲酯作业人员进行定期的职业健康检查。

2) 按上岗前、在岗期间、应急情况下进行针对硫酸二甲酯作业人员的体检。

3) 体检表统一采用国家卫生健康委员会编制的"职业性健康体检表"，体检前由受检人在"职业健康检查信息表"上签名以示确认。

4) 职业健康监护。

(1) 上岗前职业健康检查。

A. 目标疾病：职业禁忌证。

a. 慢性阻塞性肺疾病。
b. 支气管哮喘。
c. 慢性间质性肺疾病。
B. 检查内容：
a. 症状询问：重点询问呼吸系统疾病史及相关症状。
b. 体格检查：内科常规检查。
c. 实验室和其他检查：必检项目为血常规检查、尿常规检查、肝功能检查、心电图检查、胸部X射线摄片、肺功能检查。
（2）在岗期间职业健康检查（推荐性）。
A. 目标疾病：同上岗前职业健康检查中的目标疾病。
B. 检查内容：同上岗前职业健康检查中的检查内容。
C. 健康检查周期：3年。
（3）应急健康检查。
A. 目标疾病：
a. 职业性急性硫酸二甲酯中毒［见《职业性急性硫酸二甲酯中毒诊断标准》（GBZ 40—2024）］。
b. 职业性化学性皮肤灼伤［见《职业性化学性皮肤灼伤诊断标准》（GBZ 51—2009）］。
c. 职业性化学性眼灼伤［见《职业性化学性眼灼伤的诊断》（GBZ 54—2017）］。
B. 检查内容：
a. 症状询问：重点询问短时间内接触较大量硫酸二甲酯的职业史，以及有无眼、上呼吸道刺激症状，如胸闷、气急、咳嗽、咳痰、胸痛、呼吸困难等。
b. 体格检查：
a）内科常规检查。
b）鼻及咽部常规检查，必要时进行咽、喉镜检查。
c）眼科常规检查：重点检查结膜、角膜病变，必要时裂隙灯检查。
d）皮肤科常规检查。
c. 实验室和其他检查：
a）必检项目：血常规检查、尿常规检查、心电图检查、血氧饱和度、胸部X射线摄片。
b）选检项目：血气分析、胸部CT。

## 6　评价标准

（1）目前未见异常：全部检查结果未见异常。
（2）复查：检查时发现与目标疾病相关的单项或多项异常，需要复查确定者，应明确复查的内容和时间。
（3）疑似职业病：检查发现疑似职业病或可能患有职业病，需要提交职业病诊断机构进一步明确诊断者。

（4）职业禁忌证：检查发现有职业禁忌的患者，须写明具体疾病名称。

（5）其他疾病或异常：除目标疾病之外的其他疾病或某些检查指标的异常。

## 7　支持性文件

（1）《职业健康监护技术规范》（GBZ 188—2014）。

（2）《职业健康检查管理办法》（2019 年修订）。

（3）《职业性急性硫酸二甲酯中毒诊断标准》（GBZ 40—2024）。

（4）《职业性化学性皮肤灼伤诊断标准》（GBZ 51—2009）。

（5）《职业性化学性眼灼伤的诊断》（GBZ 54—2017）。

# 三十五 正己烷作业人员职业健康检查

## 1 目的

规范正己烷作业人员职业健康检查工作程序,加强正己烷作业人员职业健康监护管理;早期发现正己烷作业人员职业禁忌证及疑似职业病、早期职业病;保护正己烷作业人员的健康。

## 2 范围

由取得职业健康体检资格的医疗机构对从事正己烷作业人员在其上岗前、在岗期间、离岗时进行职业健康体检。

## 3 职责

由已于省级卫生行政部门进行职业健康检查备案的医疗机构对用人单位从事正己烷作业人员进行职业健康检查工作;项目负责人参照职业健康体检关于正己烷作业工种的体检项目就其上岗前、在岗期间、离岗时制订体检项目、时间和地点;安排对应项目的检查医师(或技师)按指定时间、地点完成相应的检查项目,并对结果及相应职业禁忌证作出评价。

## 4 定义

正己烷作业是指工作环境(化工生产、皮革加工、金属清洗及正己烷相应行业的工种等)接触到正己烷,且有可能通过呼吸道、皮肤或其他系统途径被人体吸收从而引起中毒的作业。

## 5 工作程序

1)为规范职业健康监护工作,加强监护管理,保护正己烷作业劳动者的健康,早期发现正己烷作业人员职业禁忌证及疑似职业病、早期职业病,由已于省级卫生行政部门进行职业健康检查备案的单位对从事正己烷作业人员进行定期的职业健康检查。

2)按上岗前、在岗期间、离岗时进行针对正己烷作业人员的体检。

3)体检表统一采用国家卫生健康委员会编制的"职业性健康体检表",体检前由受检人在"职业健康检查信息表"上签名以示确认。

4)职业健康监护。

(1)上岗前职业健康检查。

A. 目标疾病：多发性周围神经病（职业禁忌证）。

B. 检查内容：

a. 症状询问：重点询问周围神经病、糖尿病病史及相关症状。

b. 体格检查：

a）内科常规检查。

b）神经系统常规检查。

c. 实验室和其他检查：

a）必检项目：血常规检查、尿常规检查、肝功能检查、空腹血糖、心电图检查、胸部 X 射线摄片。

b）复检项目：空腹血糖异常或有周围神经损害表现者可选择糖化血红蛋白、神经-肌电图。

（2）在岗期间职业健康检查。

A. 目标疾病：

a. 职业病：职业性慢性正己烷中毒［见《职业性慢性正己烷中毒的诊断》（GBZ 84—2017）］。

b. 职业禁忌证：多发性周围神经病。

B. 检查内容：

a. 症状询问：重点询问周围神经损害的相关症状，如肢体远端麻木、疼痛、乏力等。

b. 体格检查：同上岗前职业健康检查中的体格检查。

c. 实验室和其他检查：

a）必检项目：血常规检查、尿常规检查、心电图检查、空腹血糖。

b）复检项目：空腹血糖异常或有周围神经损害表现者可选择糖化血红蛋白、神经-肌电图、尿 2,5-己二酮。

C. 健康检查周期：1 年。

（3）离岗时职业健康检查。

A. 目标疾病：职业性慢性正己烷中毒［见《职业性慢性正己烷中毒的诊断》（GBZ 84—2017）］。

B. 检查内容：同在岗期间职业健康检查中的检查内容。

# 6 评价标准

（1）目前未见异常：全部检查结果未见异常。

（2）复查：检查时发现与目标疾病相关的单项或多项异常，需要复查确定者，应明确复查的内容和时间。

（3）疑似职业病：检查发现疑似职业病或可能患有职业病，需要提交职业病诊断机构进一步明确诊断者。

（4）职业禁忌证：检查发现有职业禁忌的患者，须写明具体疾病名称。

（5）其他疾病或异常：除目标疾病之外的其他疾病或某些检查指标的异常。

## 7 支持性文件

（1）《职业健康监护技术规范》（GBZ 188—2014）。
（2）《职业健康检查管理办法》（2019 年修订）。
（3）《职业性慢性正己烷中毒的诊断》（GBZ 84—2017）。
（4）《职业性慢性化学物中毒性周围神经病的诊断》（GBZ/T 247—2013）。

# 三十六 汽油作业人员职业健康检查

## 1 目的

规范汽油作业人员职业健康检查工作程序,加强汽油作业人员职业健康监护管理;早期发现汽油作业人员职业禁忌证及疑似职业病、早期职业病;保护汽油作业人员的健康。

## 2 范围

由取得健康体检资格的医疗机构对从事汽油作业人员在其上岗前、在岗期间、离岗时和应急情况下进行职业健康体检。

## 3 职责

由已于省级卫生行政部门进行职业健康检查备案的医疗机构对用人单位从事汽油作业人员进行职业健康检查工作;项目负责人参照职业健康体检关于汽油作业工种的体检项目就其上岗前、在岗期间、离岗时、应急情况下制订体检项目、时间和地点;安排对应项目的检查医师(或技师)按指定时间、地点完成相应的检查项目,并对结果及相应职业禁忌证作出评价。

## 4 定义

汽油作业是指工作环境(化工生产、石化生产、加油站相应行业的工种等)接触到汽油且有可能通过呼吸道、皮肤或其他系统途径被人体吸收从而引起中毒的作业。

## 5 工作程序

1)为规范职业健康监护工作,加强监护管理,保护汽油作业劳动者的健康,早期发现汽油作业人员职业禁忌证及疑似职业病、早期职业病,由已于省级卫生行政部门进行职业健康检查备案的单位对从事汽油作业人员进行定期的职业健康检查。

2)按上岗前、在岗期间、离岗时、应急情况下进行针对汽油作业人员的体检。

3)体检表统一采用国家卫生健康委员会编制的"职业性健康体检表",体检前由受检人在"职业健康检查信息表"上签名以示确认。

4)职业健康监护。

(1)上岗前职业健康检查。

A. 目标疾病:职业禁忌证。

a. 严重慢性皮肤疾病。

b. 多发性周围神经病。

B. 检查内容：

a. 症状询问：重点询问神经精神病史、皮肤病史及相关症状。

b. 体格检查：

a）内科常规检查。

b）皮肤科常规检查。

c）神经系统常规检查。

c. 实验室和其他检查：

a）必检项目：血常规检查、尿常规检查、肝功能检查、空腹血糖、心电图检查、胸部 X 射线摄片。

b）复检项目：空腹血糖异常或有周围神经损害表现者可选择糖化血红蛋白、神经-肌电图。

（2）在岗期间职业健康检查。

A. 目标疾病：

a. 职业病：

a）职业性慢性溶剂汽油中毒［见《职业性汽油中毒诊断标准》（GBZ 27—2024）］。

b）汽油致职业性皮肤病［见《职业性皮肤病的诊断 总则》（GBZ 18—2013）］。

b. 职业禁忌证：同上岗前职业健康检查中的目标疾病。

B. 检查内容：

a. 症状询问：重点询问周围神经病症状，如头晕、乏力、四肢远端麻木、痛触觉减退等。

b. 体格检查：同上岗前职业健康检查中的体格检查。

c. 实验室和其他检查：同上岗前职业健康检查中的实验室和其他检查。

C. 健康检查周期：1 年。

（3）离岗时职业健康检查。

A. 目标疾病：

a. 职业性慢性溶剂汽油中毒［见《职业性汽油中毒诊断标准》（GBZ 27—2024）］。

b. 汽油致职业性皮肤病［见《职业性皮肤病的诊断 总则》（GBZ 18—2013）］。

B. 检查内容：同在岗期间职业健康检查中的检查内容。

（4）应急健康检查。

A. 目标疾病：职业性急性溶剂汽油中毒［见《职业性汽油中毒诊断标准》（GBZ 27—2024）］。

B. 检查内容：

a. 症状询问：重点询问短时期内吸入较高浓度汽油的职业接触史及神经精神等相关症状。

b. 体格检查：

a）内科常规检查。

b）神经系统常规检查，注意有无病理反射。

c）眼底检查。

c．实验室和其他检查：

a）必检项目：血常规检查、尿常规检查、心电图检查、胸部 X 射线摄片。

b）选检项目：脑电图检查、头颅 CT 或 MRI 检查、胸部 CT 检查。

## 6　评价标准

（1）目前未见异常：全部检查结果未见异常。

（2）复查：检查时发现与目标疾病相关的单项或多项异常，需要复查确定者，应明确复查的内容和时间。

（3）疑似职业病：检查发现疑似职业病或可能患有职业病，需要提交职业病诊断机构进一步明确诊断者。

（4）职业禁忌证：检查发现有职业禁忌的患者，须写明具体疾病名称。

（5）其他疾病或异常：除目标疾病之外的其他疾病或某些检查指标的异常。

## 7　支持性文件

（1）《职业健康监护技术规范》（GBZ 188—2014）。

（2）《职业健康检查管理办法》（2019 年修订）。

（3）《职业性汽油中毒诊断标准》（GBZ 27—2024）。

（4）《职业性皮肤病的诊断　总则》（GBZ 18—2013）。

# 三十七　三氯乙烯作业人员职业健康检查

## 1　目的

规范三氯乙烯作业人员职业健康检查工作程序，加强三氯乙烯作业人员职业健康监护管理；早期发现三氯乙烯作业人员职业禁忌证及疑似职业病、早期职业病；保护三氯乙烯作业人员的健康。

## 2　范围

由取得职业健康体检资格的医疗机构对从事三氯乙烯作业人员在其上岗前、在岗期间及应急情况下进行职业健康体检。

## 3　职责

由已于省级卫生行政部门进行职业健康检查备案的医疗机构对用人单位从事三氯乙烯作业人员进行职业健康检查工作；项目负责人参照职业健康体检关于三氯乙烯作业工种的体检项目就其上岗前、在岗期间、应急情况下制订体检项目、时间和地点；安排对应项目的检查医师（或技师）按指定时间、地点完成相应的检查项目，并对结果及相应职业禁忌证作出评价。

## 4　定义

三氯乙烯作业是指工作环境（五金、电镀、电子、玩具、印刷等行业的工种等）接触到三氯乙烯且有可能通过呼吸道、皮肤或其他系统途径被人体吸收从而引起中毒的工作。

## 5　工作程序

1）为规范职业健康监护工作，加强监护管理，保护三氯乙烯作业劳动者的健康，早期发现三氯乙烯作业人员职业禁忌证及疑似职业病、早期职业病，由已于省级卫生行政部门进行职业健康检查备案的单位对从事三氯乙烯作业人员进行定期的职业健康检查。

2）按上岗前、在岗期间、应急情况下进行针对三氯乙烯作业人员的体检。

3）体检表统一采用国家卫生健康委员会编制的"职业性健康体检表"，体检前由受检人在"职业健康检查信息表"上签名以示确认。

4）职业健康监护。

（1）上岗前职业健康检查。

A. 目标疾病：职业禁忌证。

a. 慢性肝病。

b. 过敏性皮肤病。

c. 中枢神经系统器质性疾病。

B. 检查内容：

a. 症状询问：重点询问慢性肝病、皮肤疾病史及相关症状。

b. 体格检查：

a）内科常规检查。

b）神经系统常规检查。

c）皮肤科常规检查。

c. 实验室和其他检查：必检项目为血常规检查、尿常规检查、肝功能检查、心电图检查、肝脾B超检查、胸部X射线摄片。

（2）在岗期间职业健康检查。

A. 目标疾病：职业性三氯乙烯药疹样皮炎［见《职业性三氯乙烯药疹样皮炎诊断标准》（GBZ 185—2024）］。

B. 检查内容：

a. 症状询问：重点询问皮疹、发热等症状。

b. 体格检查：同上岗前职业健康检查中的体格检查。

c. 实验室和其他检查：同上岗前职业健康检查中的实验室和其他检查。

C. 健康检查周期：

a. 上岗后前3个月，出现急性皮炎表现或发热者，皮肤科常规检查。

b. 健康检查3年1次。

（3）应急健康检查。

A. 目标疾病：

a. 职业性急性三氯乙烯中毒［见《职业性急性三氯乙烯中毒诊断标准》（GBZ 38—2006）］。

b. 职业性三氯乙烯药疹样皮炎［见《职业性三氯乙烯药疹样皮炎诊断标准》（GBZ 185—2024）］。

B. 检查内容：

a. 症状询问：重点询问短期内接触三氯乙烯作业史及头晕、头痛、乏力、心悸、胸闷、咳嗽、恶心、呕吐、食欲减退、皮疹、发热等症状。

b. 体格检查：

a）内科常规检查。

b）神经系统常规检查，注意有无病理反射。

c）皮肤科常规检查。

d）眼底检查。

c. 实验室和其他检查：

a）必检项目：血常规检查、尿常规检查、肝功能检查、心电图检查、肾功能检查、肝肾 B 超检查、尿三氯乙酸。

b）选检项目：脑电图检查、头颅 CT 或 MRI 检查。

## 6　评价标准

（1）目前未见异常：全部检查结果未见异常。

（2）复查：检查时发现与目标疾病相关的单项或多项异常，需要复查确定者，应明确复查的内容和时间。

（3）疑似职业病：检查发现疑似职业病或可能患有职业病，需要提交职业病诊断机构进一步明确诊断者。

（4）职业禁忌证：检查发现有职业禁忌的患者，须写明具体疾病名称。

（5）其他疾病或异常：除目标疾病之外的其他疾病或某些检查指标的异常。

## 7　支持性文件

（1）《职业健康监护技术规范》（GBZ 188—2014）。

（2）《职业健康检查管理办法》（2019 年修订）。

（3）《职业性三氯乙烯药疹样皮炎诊断标准》（GBZ 185—2024）。

（4）《职业性急性三氯乙烯中毒诊断标准》（GBZ 38—2006）。

# 三十八 高温作业人员职业健康检查

## 1 目的

规范高温作业人员职业健康检查工作程序,加强高温作业人员职业健康监护管理;早期发现高温作业人员职业禁忌证及疑似职业病、早期职业病,保护高温作业人员的健康。

## 2 范围

由取得职业健康体检资格的医疗机构对从事高温作业人员在其上岗前、在岗期间和应急情况下进行职业健康体检。

## 3 职责

由已于省级卫生行政部门进行职业健康检查备案的医疗机构对用人单位从事高温作业人员进行职业健康检查工作;项目负责人参照职业健康体检关于高温作业工种的体检项目就其上岗前、在岗期间和应急情况下制订体检项目、时间和地点;安排对应项目的检查医师(或技师)按指定时间、地点完成相应的检查项目,并对结果及相应职业禁忌证作出评价。

## 4 定义

(1)高温作业是指在生产劳动过程中,其工作地点平均湿球黑球温度指数(WBGT指数)≥25 ℃的作业。当室外实际出现的气温等于本地区夏季通风室外计算温度时,车间内作业地带的空气温度应符合下列要求:散热量小于 23 W/($m^3$·h) 的车间不得超过室外温度 3 ℃;散热量 23~116 W/($m^3$·h) 的车间不得超过室外温度 5 ℃;散热量大于 116 W/($m^3$·h) 的车间不得超过室外温度 7 ℃。

(2)车间作业地点夏季空气温度,应按车间内外温差计算。其室内外温差的限度,应根据实际出现的本地区夏季通风室外计算温度确定,不得超过表38.1的规定。

表 38.1 车间内工作地点的夏季空气温度规定

| 夏季通风室外计算温度/℃ | 22 及以下 | 23 | 24 | 25 | 26 | 27 | 28 | 29~32 | 33 及以上 |
| --- | --- | --- | --- | --- | --- | --- | --- | --- | --- |
| 工作地点与室外温差/℃ | 10 | 9 | 8 | 7 | 6 | 5 | 4 | 3 | 2 |

(3)职业性中暑是在高温作业环境下,由于热平衡和(或)水盐代谢紊乱而引起的以中枢神经系统和(或)心血管障碍为主要表现的急性疾病。

## 5 工作程序

1）为规范职业健康监护工作，加强监护管理，早期发现高温作业人员职业禁忌证及疑似职业病，保护高温作业劳动者的健康，由已于省级卫生行政部门进行职业健康检查备案的单位对从事高温作业人员进行定期的职业健康检查。

2）按就业前、在岗期间（每年1次，应在每年高温季节到来之前进行）及应急情况下进行针对性高温作业人员的体检。

3）体检表统一采用国家卫生健康委员会编制的"职业性健康体检表"，体检前让受检人在"职业健康检查信息表"上签名以示确认。

4）职业健康监护。

（1）上岗前职业健康检查。

A. 目标疾病：职业禁忌证。

a. 未控制的2级及以上高血压。

b. 慢性肾脏疾病。

c. 未控制的甲状腺功能亢进症。

d. 未控制的糖尿病。

e. 全身瘢痕面积≥20%以上（伤残等级达八级）。

f. 癫痫。

g. 病理性心律失常。

B. 检查内容：

a. 症状询问：重点询问有无心血管系统、泌尿系统及神经系统相关症状等。

b. 体格检查：

a）内科常规检查，重点检查甲状腺及心血管系统。

b）皮肤科常规检查。

c. 实验室和其他检查：必检项目为血常规检查、尿常规检查、肝功能检查、肾功能检查、空腹血糖、心电图检查、胸部X射线摄片，有甲亢病史或表现者检查血清游离甲状腺素（$FT_4$）、血清游离三碘甲腺原氨酸（$FT_3$）、促甲状腺激素（TSH）。

（2）在岗期间职业健康检查。

A. 目标疾病：同上岗前职业健康检查的目标疾病。

B. 检查内容：同上岗前职业健康检查的检查内容。

C. 健康检查周期：1年，应在每年高温季节到来之前进行。

（3）应急健康检查。

A. 检查对象：因意外或事故接触高温可能导致中暑的职业接触人群（包括参加事故抢救的人员），或高温季节作业出现有中暑先兆的作业人员。

B. 目标疾病：职业性中暑［见《职业性中暑的诊断》（GBZ 41—2019）］。

C. 检查内容：

a. 症状询问：如头痛、头晕、胸闷、心悸、多汗、高热、少尿或无尿等。

b. 体格检查：

a) 内科常规检查，重点检查体温、血压、脉搏。

b) 神经系统常规检查。

c. 实验室和其他检查：

a) 必检项目：血常规检查、尿常规检查、心电图检查、血钠、血钾、血氯、肾功能检查。

b) 选检项目：空腹血糖、头颅CT或MRI检查、脑电图检查，必要时进行工作场所现场调查。

## 6　评价标准

（1）目前未见异常：全部检查结果未见异常。

（2）复查：检查时发现与目标疾病相关的单项或多项异常，需要复查确定者，应明确复查的内容和时间。

（3）疑似职业病：检查发现疑似职业病或可能患有职业病，需要提交职业病诊断机构进一步明确诊断者。

（4）职业禁忌证：检查发现有职业禁忌的患者，须写明具体疾病名称。

（5）其他疾病或异常：除目标疾病之外的其他疾病或某些检查指标的异常。

## 7　支持性文件

（1）《职业健康监护技术规范》（GBZ 188—2014）。

（2）《职业健康检查管理办法》（2019年修订）。

（3）《职业性中暑的诊断》（GBZ 41—2019）。

# 三十九 噪声作业人员职业健康检查

## 1 目的

规范噪声作业人员职业健康检查工作程序,加强噪声作业人员职业健康监护管理;早期发现噪声作业人员职业禁忌证及疑似职业病、早期职业病,保护噪声作业人员的健康。

## 2 范围

由取得职业健康体检资格的医疗机构对从事噪声作业人员在其上岗前、在岗期间、离岗时、应急情况下进行职业健康体检。

## 3 职责

由已于省级卫生行政部门进行职业健康检查备案的医疗机构对用人单位从事噪声作业人员进行职业健康检查工作;项目负责人参照职业健康体检关于噪声作业工种的体检项目就其上岗前、在岗期间、离岗时、应急情况制订体检项目、时间和地点;安排对应项目的检查医师(或技师)按指定时间、地点完成相应的检查项目,并对结果及相应职业禁忌证作出评价。

## 4 定义

职业性噪声作业是指存在有损听力、有害健康或有其他危害的声音,且 8 小时/天或 40 小时/周噪声暴露 A 等效声级 ≥80 dB 的作业,接触可产生噪声性耳聋。

## 5 工作程序

1)为规范职业健康监护工作,加强监护管理,早期发现噪声作业人员职业禁忌证及疑似职业病,保护噪声作业劳动者的健康,由已于省级卫生行政部门进行职业健康检查备案的单位对从事噪声作业人员进行定期的职业健康检查。

2)按上岗前、在岗期间、离岗时及应急情况下进行针对噪声作业人员的体检。

3)体检表统一采用国家卫生健康委员会编制的"职业性健康体检表",体检前由受检者在"职业健康检查信息表"上签名以示确认。

4)职业健康监护。

(1)上岗前职业健康检查。

A. 目标疾病:职业禁忌证。

a. 500 Hz、1000 Hz 和 2000 Hz 中任一频率的纯音气导听阈>25 dB HL 的永久性感

音神经性听力损失。

b. 高频段 3000 Hz、4000 Hz、6000 Hz 双耳平均听阈≥40 dB HL，且较好耳语频（500 Hz、1000 Hz 和 2000 Hz）和高频（4000 Hz）听阈加权值≥26 dB HL。

c. 任一耳传导性听力损失，语频平均听阈≥41 dB HL。

B. 检查内容：

a. 症状询问：

a）有无中、外耳疾患史，如流脓、流水、耳鸣、耳聋、眩晕等症状。

b）可能影响听力的外伤史、爆震史。

c）药物史，如链霉素、庆大霉素、卡那霉素、新霉素、妥布霉素、万古霉素、多黏菌素、氮芥、卡伯、顺铂、依他尼酸、水杨酸类、含砷剂、抗疟剂等。

d）中毒史，如一氧化碳等中毒。

e）感染史，如流脑、腮腺炎、耳带状疱疹、伤寒、猩红热、麻疹、风疹、梅毒等疾病史。

f）遗传史，如家庭直系亲属中有无耳聋等病史。

g）有无噪声接触史及个人防护情况。

b. 体格检查：

a）内科常规检查。

b）耳科常规检查。

c. 实验室和其他检查：

a）必检项目：血常规检查、尿常规检查、肝功能检查、心电图检查、纯音听阈测试、胸部 X 射线摄片。

b）复检项目：纯音听阈测试异常者可选择声阻抗、声反射阈测试、耳声发射、听觉脑干诱发电位。

（2）在岗期间职业健康检查。

A. 目标疾病：

a. 职业病：职业性噪声聋[见《职业性噪声聋的诊断》（GBZ 49—2014）]。

b. 职业禁忌证：

a）除噪声外各种原因引起的 500 Hz、1000 Hz 和 2000 Hz 中任一频率的纯音气导听阈>25 dB HL 的永久性感音神经性听力损失。

b）任一耳传导性听力损失，语频平均听阈≥41 dB HL；

c）噪声敏感者（上岗前职业健康体检纯音听阈测试各频率听阈均≤25 dB HL，噪声作业 1 年之内，高频段 3000 Hz、4000 Hz、6000 Hz 中任一耳、任一频率听阈≥65 dB HL）。

B. 检查内容：

a. 症状询问：同上岗前职业健康检查中的症状询问。

b. 体格检查：同上岗前职业健康检查中的体格检查。

c. 实验室和其他检查：

a）必检项目：纯音听阈测试、心电图检查。

b）复检项目：纯音听阈测试异常者可选择声阻抗、声反射阈测试、耳声发射、听觉脑干诱发电位、多频稳态听觉电位、40 Hz 电反应测听。

注：听力测试应在受试者脱离噪声环境至少 14 小时后进行；复查应在受试者脱离噪声环境至少 48 小时后进行。

C. 健康检查周期：

a. 噪声作业岗位噪声暴露等效声级≥85 dB，8 小时；每年 1 次。

b. 噪声作业岗位噪声暴露等效声级≥80 dB，8 小时；<85 dB，8 小时；每 2 年 1 次。

（3）离岗时职业健康检查。

A. 目标疾病：职业性噪声聋［见《职业性噪声聋的诊断》（GBZ 49—2014）］。

B. 检查内容：同在岗期间职业健康检查中的检查内容。

（4）应急健康检查。

A. 检查对象：因意外或事故工作场所易燃易爆化学品、压力容器等发生爆炸时所产生的冲击波及强脉冲噪声可能致中耳、内耳或中耳及内耳混合性损伤，导致急性听力损失或丧失的现场职业接触人群（包括参加事故抢救的人员）。

B. 目标疾病：职业性爆震聋［见《职业性爆震聋的诊断》（GBZ/T 238—2011）］。

C. 检查内容：

a. 症状询问：重点询问爆震接触情况及听力障碍、耳鸣、耳痛等。

b. 体格检查：

a）耳科常规检查：重点检查外耳有无外伤、鼓膜有无破裂及出血等。

b）合并眼、面部复合性损伤时，应针对性地进行相关医科常规检查。

c. 实验室和其他检查：

a）必检项目：纯音听阈测试。

b）选检项目：声阻抗、声反射阈测试、耳声发射、听觉脑干诱发电位、40 Hz 电反应测听、多频稳态听觉电位、颞部 CT。

d. 必要时进行工作场所现场调查。

e. 医学观察：

a）无鼓膜破裂或听骨脱位、听骨链断裂者应在接触爆震后动态观察听力 1～3 个月。

b）鼓膜修补、鼓室成形以及听骨链重建术者动态观察听力可延长至术后 6 个月。

c）并发急性中耳炎患者听力观察至临床治愈。

d）合并继发性中耳胆脂瘤的患者听力观察至手术治疗后。

5）噪声聋诊断标准。

按《职业性噪声聋的诊断》（GBZ 49—2014）执行，具体内容如下：

（1）诊断原则：根据连续 3 年以上职业性噪声作业史，出现渐进性听力下降、耳鸣等症状，纯音听阈测试为感音神经性聋，结合职业健康监护资料和现场职业卫生学调查，并排除其他原因所致听觉损害，方可诊断。

（2）诊断分级：

符合双耳高频（3000 Hz、4000 Hz、6000 Hz）平均听阈≥40 dB 者，根据较好耳语频（500 Hz、1000 Hz、2000 Hz）和高频 4000 Hz 听阈加权值进行诊断和诊断分级。

  a. 轻度噪声聋：26～40 dB。

  b. 中度噪声聋：41～55 dB。

  c. 重度噪声聋：≥56 dB。

 （3）处理原则：

  a. 噪声聋患者均应调离噪声工作场所；

  b. 对噪声敏感者（上岗前职业健康检查纯音听力检查各频率听力损失均≤25 dB，但噪声作业 1 年之内，高频段 3000 Hz、4000 Hz、6000 Hz 任一耳、任一频率听阈≥65 dB）应调离噪声工作场所。

  c. 对话障碍者可配戴助听器。

  d. 如需劳动能力鉴定，按《劳动能力鉴定　职工工伤与职业病致残等级》（GB/T 16180—2014）处理。

 6）疑似职业性噪声聋判定：连续噪声作业 3 年以上，较好耳听阈加权值≥26 dB，双耳高频平均听阈≥40 dB。

## 6　评价标准

（1）目前未见异常：全部检查结果未见异常。

（2）复查：检查时发现与目标疾病相关的单项或多项异常，需要复查确定者，应明确复查的内容和时间。

（3）疑似职业病：检查发现疑似职业病或可能患有职业病，需要提交职业病诊断机构进一步明确诊断者。

（4）职业禁忌证：检查发现有职业禁忌的患者，须写明具体疾病名称。

（5）其他疾病或异常：除目标疾病之外的其他疾病或某些检查指标的异常。

## 7　支持性文件

（1）《职业健康监护技术规范》（GBZ 188—2014）。

（2）《职业健康检查管理办法》（2019 年修订）。

（3）《职业性噪声聋的诊断》（GBZ 49—2014）。

（4）《职业性爆震聋的诊断》（GBZ/T 238—2011）。

（5）《职业卫生标准制定指南　第 3 部分：工作场所物理因素职业接触限值》（GBZ/T 210.3—2008）。

（6）《劳动能力鉴定　职工工伤与职业病致残等级》（GB/T 16180—2014）。

## 8　附件

（1）附件 1：纯音听阈测试报告的阅读及测试结果的书写规范。

（2）附件 2：噪声作业人员职业健康检查评价规范。

## 附件1：纯音听阈测试报告的阅读及测试结果的书写规范

纯音听阈测试报告结果通常有3种情况：传导性听力损失、感音神经性听力损失和混合性听力损失。职业性噪声聋属感音神经性听力损失。临床上，常用0.5 kHz、1 kHz和2 kHz的平均听阈来表示听力损失的程度，因为这3个频率对于理解言语非常重要。

1) **纯音听阈测试结果的分析。**

（1）传导性听力损失：各频率骨导听阈正常，气导听阈提高，气骨导距>10 dB，气导听阈提高以低频为主，气骨导差以低频区明显，严重传导性听力损失气导曲线平坦，各频率气骨导差基本相同。对鼓膜穿孔，平坦型听力曲线，气骨导差达到40 dB，应考虑听骨链中断。鼓膜穿孔时若气骨导差>45 dB，要考虑有无测试误差。鼓膜完整的传导性听力损失气骨导差可达到60 dB，提示听骨链完全固定或中断，如耳硬化症或听骨畸形。听骨链固定或耳硬化者，骨导听阈提高15 dB左右，称卡哈切迹（Carhart notch），此时伴气骨导差，不是混合性听力损失，仍属传导性听力损失曲线。

（2）感音神经性听力损失：噪声所致的听力损失均为此种类型。听力曲线表现为气导、骨导听力曲线呈一致性下降，通常高频听力损失较重，故听力曲线呈渐降型或陡降型；严重感音神经性听力损失的低频听阈也提高，曲线呈平坦型；仅个别频率有听力者，称岛状听力。以低频听力损失为主的感音神经性听力损失多见于梅尼埃病的早期和听神经病。

（3）混合性听力损失：兼有传导性听力损失与感音神经性听力损失的听力曲线特点，特征是气导和骨导听阈都提高，即气导、骨导听力都下降，但存在气骨导差。部分可表现为以低频传导性听力损失的特点为主，而高频的气导、骨导曲线呈一致性下降。亦有全频率气导、骨导曲线均下降，但存在一定气骨导距，此时应注意与重度感音神经性听力损失相鉴别。

2) **噪声作业人员纯音听阈测试结果的分析。**

根据《职业性噪声聋的诊断》（GBZ 49—2014），诊断标准中所参考的频率范围是0.5～6 kHz，其中，0.5 kHz、1 kHz、2 kHz称为语言频率，3 kHz、4 kHz、6 kHz称为高频。因此，将纯音听阈测试报告分为两个部分来描述，即语频听阈情况和高频听阈情况，然后根据听力损失程度进一步描述语频和高频的听力损失情况。以下是根据《职业性噪声聋的诊断》（GBZ 49—2014）和《职业健康监护技术规范》（GBZ 188—2014）对纯音听阈测试结果的处理意见：

（1）纯音听阈测试结果的记录。

a. 原则：先写右耳听力情况，再写左耳听力情况；先写语频听阈情况，再写高频听阈情况。

b. 听力正常则记录为"（ ）耳正常听力曲线；（ ）耳语频听阈正常；（ ）耳高频听阈正常"。

c. 听力异常则记录为"（ ）耳语频听阈提高；（ ）耳高频听阈提高"。

注：高频指3 kHz、4 kHz、6 kHz中任一频率，语频指0.5 kHz、1 kHz、2 kHz中任

一频率。

如较好耳听阈加权值≥26 dB，则应注明。[语频平均听阈=（0.5 kHz 听阈+1 kHz 听阈+2 kHz 听阈）/3×0.9+0.4 kHz 听阈×0.1)]

如双耳高频平均听阈≥40 dB，则应注明。[双耳高频平均听阈=（双耳 3 kHz 听阈+双耳 4 kHz 听阈+双耳 6 kHz 听阈）/6]

d. 如听力检查结果为传导性听力损失，则报告单上写"（  ）耳轻度/中度/重度传导性听力损失"，同时应在最下一行注明外耳（外耳道和鼓膜）情况，包括正常和异常情况。

注：轻度传导性听力损失：25 dB<患耳 0.5 kHz、1 kHz、2 kHz 三个频率气导听阈相加除以 3≤40 dB。

中度传导性听力损失：40 dB<患耳 0.5 kHz、1 kHz、2 kHz 三个频率气导听阈相加除以 3≤55 dB。

重度传导性听力损失：患耳 0.5 kHz、1 kHz、2 kHz 三个频率气导听阈相加除以 3>55 dB。

e. 如听力检查结果为混合性听力损失，则报告单上写"（  ）耳混合性听力损失"，如需计算听阈，则以该耳骨导听阈计算。

注：如结果中有小数点，则四舍五入后保留整数。

（2）检查耳部异常情况的记录。

a. 既有穿孔，又有反复流脓病史，记录为"慢性化脓性中耳炎（左/右/双）"。

b. 仅有穿孔，而无反复流脓病史，记录为"鼓膜干性穿孔（左/右/双）"。

c. 既往有"鼓膜穿孔"病史，但穿孔已愈合，记录为"鼓膜愈合性穿孔（左/右/双）"。

d. 外耳道有耵聍，可见部分鼓膜，则记录为"耵聍（左/右/双）"。

e. 外耳道有耵聍堵塞，鼓膜完全看不到，则记录为"耵聍栓塞（左/右/双）"。

f. 外耳道充血，则记录为"外耳道充血（左/右/双）"。

# 附件2：噪声作业人员职业健康检查评价规范

**1) 上岗前职业健康检查处理意见。**

（1）目标疾病——职业禁忌证。

（2）以下纯音听阈测试结果应列为职业禁忌证：

a. 各种原因引起的永久性感音神经性听力损失 0.5 kHz、1 kHz 和 2 kHz 中任一频率的纯音气导听阈>25 dB。

b. 双耳 3 kHz、4 kHz、6 kHz 平均听阈≥40 dB。

c. 中度以上（包含中度）传导性听力损失。

**2) 在岗期间职业健康检查处理意见。**

（1）目标疾病——职业禁忌证、职业性噪声聋。

（2）以下三种情况结论为"未发现职业禁忌证及疑似职业病，可继续从事原工种工作"：

a. 双耳正常听力曲线。

b. 听力曲线为噪声引起感音神经性听力损失（达到疑似职业性噪声聋者除外）。

c. 纯音听阈测试检查为轻度传导性听力损失。

任一耳听力为混合性听力损失，其结果以该耳骨导来评价，具体内容同前3项。

（3）以下情况结论为"建议脱离噪声环境7天后复查纯音听阈测试"：

a. 达到疑似职业性噪声聋者。

b. 噪声敏感者（指上岗前听力正常，在噪声环境下工作1年，任一耳 3 kHz、4 kHz、6 kHz 中任一频率听阈≥65 dB）。

c. 纯音听阈测试检查为中度或中度以上传导性听力损失。

（4）经复查确诊后，仍属以下情况应列为职业禁忌证，结论为"不宜从事噪声作业工种"：

a. 噪声敏感者。

b. 达到疑似职业性噪声聋者。

c. 0.5 kHz、1 kHz 和 2 kHz 中任一频率的纯音气导听阈>25 dB（非噪声原因引起感音神经性听力损失）。

d. 纯音听阈测试结果为中度或中度以上传导性听力损失。

e. 语言频率听力损失≥高频听力损失。

f. 有家族性聋、听神经瘤、药物神经性聋、梅尼埃病等病史。

（5）经复查确诊后，仍有以下情况，结论为"建议提请职业病诊断"：听力较好耳听阈加权值≥26 dB，且双耳 3 kHz、4 kHz、6 kHz 平均听阈≥40 dB。

**3) 离岗时职业健康检查处理意见。**

（1）目标疾病——职业性噪声聋。

（2）以下3种情况结论为"未发现疑似职业病"：

a. 双耳正常听力曲线。

b. 纯音听阈测试检查为传导性听力损失。

　　c. 听力曲线为噪声引起感音神经性听力损失（达到疑似职业性噪声聋者除外）。

任一耳听力为混合性听力损失，其结果以该耳骨导来评价，具体内容同前3项。

（3）达到疑似职业性噪声聋结论为"建议脱离噪声环境7天后复查纯音听阈测试"。

（4）经复查确诊后，仍达到疑似职业性噪声聋，结论为"建议提请职业病诊断"。

# 四十　手传振动作业人员职业健康检查

## 1　目的

规范手传振动作业人员职业健康检查工作程序，加强手传振动作业人员职业健康监护管理；早期发现手传振动作业人员职业禁忌证及疑似职业病，保护手传振动作业人员的健康。

## 2　范围

由取得职业健康体检资格的医疗机构对从事手传振动作业人员在其上岗前、在岗期间和离岗时进行职业健康体检。

## 3　职责

由已于省级卫生行政部门进行职业健康检查备案的医疗机构对用人单位从事手传振动作业人员进行职业健康检查工作；项目负责人参照职业健康体检关于手传振动作业工种的体检项目就其上岗前、在岗期间、离岗时制订体检项目、时间和地点；安排对应项目的检查医师（或技师）按指定时间、地点完成相应的检查项目，并对结果及相应职业禁忌证作出评价。

## 4　定义

（1）职业性手传振动：手传振动通过手传振动工具、手传振动机械或手传振动工件传向操作者的手和臂，由于工作方式的不同，手传振动可以传至一侧或双侧手臂，有的可传至肩部。长期使用手传振动工具可以引起手末梢循环障碍和/或手臂神经功能障碍为主的病损，并能引起手指骨、臂骨、关节—肌肉系统的损伤，典型的临床表现为手部感觉障碍、白指发作和手部及上臂的骨骼、肌肉、关节改变等，此类损伤被称为职业性手臂振动病。

（2）职业性手臂振动病诊断：根据长期从事手传振动作业的职业史，手臂振动病的主要症状和体征，结合末梢循环功能和周围神经功能的检查，参考作业环境的职业卫生学调查资料，综合分析，并排除其他病因所致类似疾病，方可诊断。

（3）手臂振动病发病的潜伏期和接触局部手传振动的性质和个体的敏感性有关，但一般来说接触手传振动连续作业工龄在一年以上。

（4）手臂振动病的症状主要是手痛，且夜间明显，工作或活动后症状可缓解，并有手指关节、肘关节和肩关节疼痛、手胀、手僵、无力等症状。检查可见手指肿胀、指关节变形、指端痛觉、手传振动觉减退，甚至可见"手套样"感觉障碍，重者可有手部肌肉萎缩等体征。

（5）白指发作是手臂振动病的特征性的临床表现，白指发作是诊断的可靠依据。

（6）临床未见典型白指发作的情况下，实验室检查对诊断是有帮助的，这些检查包括手部皮肤温度测量、冷水复温实验、指端手传振动觉阈值检查和痛觉检查。

## 5 工作程序

1）为规范职业健康监护工作，加强监护管理，早期发现手传振动作业人员职业禁忌证及疑似职业病，保护手传振动作业劳动者的健康，由已于省级卫生行政部门进行职业健康检查备案的单位对从事手传振动作业人员进行定期的职业健康检查。

2）按上岗前、在岗期间、离岗时进行针对手传振动作业人员的体检。

3）体检表统一采用国家卫生健康委员会编制的"职业性健康体检表"，体检前由受检者在"职业健康检查信息表"上签名以示确认。

4）职业健康监护。

（1）上岗前职业健康检查。

A. 目标疾病：职业禁忌证。

a. 多发性周围神经病。

b. 雷诺病。

B. 检查内容：

a. 症状询问：

a）有无周围神经、血管系统疾患，雷诺病的症状和病史，以及手部麻木、疼痛、感觉异常等症状。

b）使用手传振动工具职业接触史等。

b. 体格检查：

a）内科常规检查。

b）神经系统常规检查。

c）骨科检查：重点检查手指、手掌有无肿胀、变白，指关节有无变形，指端振动觉、温度觉、痛触觉、压指试验有无异常等。

c. 实验室和其他检查：

a）必检项目：血常规检查、尿常规检查、肝功能检查、空腹血糖、心电图检查、胸部 X 射线摄片。

b）复检项目：空腹血糖异常或有周围神经损害表现者可选择糖化血红蛋白、神经-肌电图、指端感觉阈值测量（指端震动觉阈值和指端温度觉阈值等）；有白指主诉或手指发绀等雷诺病表现者可选择白指诱发试验、冷水复温试验、指端收缩压检测、甲襞微循环检测。

（2）在岗期间职业健康检查。

A. 目标疾病：

a. 职业病：职业性手臂振动病［见《职业性手臂振动病的诊断》（GBZ 7—2014）］。

b. 职业禁忌证：多发性周围神经病。

B. 检查内容：

a. 症状询问：重点询问有无手指麻木、疼痛、遇寒冷手指变白及感觉异常等症状，以及手传振动作业史和有无个人防护等。

b. 体格检查：同上岗前职业健康检查中的体格检查。

c. 实验室和其他检查：

a）必检项目：血常规检查、空腹血糖。

b）复检项目：空腹血糖异常或有周围神经损害表现者可选择糖化血红蛋白、神经-肌电图、指端感觉阈值测量（指端震动觉阈值和指端温度觉阈值等）；有白指主诉或手指发绀等雷诺病表现者可选择白指诱发试验、冷水复温试验、指端收缩压检测、甲襞微循环检测。

C. 健康检查周期：2年。

（3）离岗时职业健康检查。

A. 目标疾病：职业性手臂振动病［见《职业性手臂振动病的诊断》（GBZ 7—2014）］。

B. 检查内容：同在岗期间职业健康检查中的检查内容。

## 6　评价标准

（1）目前未见异常：全部检查结果未见异常。

（2）复查：检查时发现与目标疾病相关的单项或多项异常，需要复查确定者，应明确复查的内容和时间。

（3）疑似职业病：检查发现疑似职业病或可能患有职业病，需要提交职业病诊断机构进一步明确诊断者。

（4）职业禁忌证：检查发现有职业禁忌的患者，须写明具体疾病名称。

（5）其他疾病或异常：除目标疾病之外的其他疾病或某些检查指标的异常。

## 7　支持性文件

（1）《职业健康监护技术规范》（GBZ 188—2014）。

（2）《职业健康检查管理办法》（2019年修订）。

（3）《职业性手臂振动病的诊断》（GBZ 7—2014）。

## 8　附件

（1）附件1：手部皮肤温度测量和冷水复温试验方法。

（2）附件2：手部皮肤温度测量和冷水复温试验（表格）。

## 附件 1：手部皮肤温度测量和冷水复温试验方法

该项检查，要求在室温（20±2）℃的室内进行。受试者普通衣着，受试前至少 2 小时内不吸烟，24 小时内不服用血管活性药物，非饥饿状态，入室休息 30 分钟后进行检查。

应用半导体温度计（或热电偶温度计），测定受试者无名指中间指节背面中点的皮肤温度（基础皮温），随即将双手腕以下浸入（10±0.5）℃的冷水中，手指自然分开，勿接触盛水容器，浸泡 10 分钟，出水后迅速用干毛巾轻轻将水沾干，立即测定上述部位的温度（即刻皮温）。测量时两手自然放松，平心脏高度放在桌上，每 5 分钟测量和记录一次，观察指温恢复至基础皮温的时间（单位：分钟）。冷试后 30 分钟仍未恢复者，视为异常。

也可根据下式计算冷试后 5 分钟和 10 分钟的复温率：

$$复温率 = \frac{冷试后 5 分钟（或 10 分钟）时皮温 - 冷试后即刻皮温}{冷试前基础皮温 - 冷试后即刻皮温} \times 100\%$$

5 分钟复温率小于 30% 和 10 分钟复温率小于 60% 为异常参考值。

## 附件 2：手部皮肤温度测量和冷水复温试验

手部皮肤温度测量和冷水复温试验见表 1。

**表 1　手部皮肤温度测量和冷水复温试验**

姓名：　　　　性别：　　　　年龄：　　岁　　工种：　　　　工龄：
测试时间：　　　年　　月　　日（　　时　　分至　　时　　分）
室温要求：（20±2）℃　　　　浸泡的冷水温度：（10±0.5）℃
浸泡时间：10 分钟
基础皮温测定部位：无名指中间指节背面中点的皮肤

**结果记录**

|  | 左手无名指 | 右手无名指 | 备注 |
|---|---|---|---|
| 基础皮温 |  |  |  |
| 冷试开始时间 |  |  |  |
| 冷试后即刻皮温 |  |  |  |
| 冷试后 5 分钟皮温 |  |  |  |
| 冷试后 10 分钟皮温 |  |  |  |

续表1

|  | 左手无名指 | 右手无名指 | 备注 |
|---|---|---|---|
| 冷试后15分钟皮温 |  |  |  |
| 冷试后20分钟皮温 |  |  |  |
| 冷试后25分钟皮温 |  |  |  |
| 冷试后30分钟皮温 |  |  |  |
| 指温恢复时间/分钟 |  |  |  |
| 冷试后5分钟复温率 |  |  |  |
| 冷试后10分钟复温率 |  |  |  |

结论：

记录者签名：

# 四十一　紫外线作业人员职业健康检查

## 1　目的

规范紫外线接触作业人员职业健康检查工作程序，加强紫外线接触作业人员职业健康监护管理；早期发现紫外线接触作业人员职业禁忌证及疑似职业病、早期职业病，保护紫外线接触作业人员的健康。

## 2　范围

由取得职业健康体检资格的医疗机构对从事紫外线接触作业人员在其上岗前、在岗期间、离岗时、应急情况下进行职业健康体检。

## 3　职责

由已于省级卫生行政部门进行职业健康检查备案的医疗机构对用人单位从事紫外线接触作业人员进行职业健康检查工作；项目负责人参照职业健康体检关于紫外线接触作业工种的体检项目就其上岗前、在岗期间、离岗时、应急情况制订体检项目、时间和地点；安排对应项目的检查医师（或技师）按指定时间、地点完成相应的检查项目，并对结果及相应职业禁忌证作出评价。

## 4　定义

（1）紫外线：指工作中接触波长 100～400 nm 的电磁辐射，分为长波紫外线、中波紫外线、短波紫外线。

（2）紫外线接触作业人员：在职业活动中受到紫外线照射的人员，作业人员受到辐照后可产生光照性皮炎、结膜炎、角膜炎、白内障。

## 5　工作程序

1）为规范职业健康监护工作，加强监护管理，早期发现紫外线接触作业人员职业禁忌证及疑似职业病，保护紫外线接触作业劳动者的健康，由已于省级卫生行政部门进行职业健康检查备案的单位对从事紫外线接触作业人员进行定期的职业健康检查。

2）按就业前、在岗期间、离岗时及应急情况下进行针对紫外线接触作业人员的体检。

3）体检表统一采用国家卫生健康委员会编制的"职业性健康体检表"，体检前由受检者在"职业健康检查信息表"上签名以示确认。

4) 职业健康监护。

（1）上岗前职业健康检查。

A. 目标疾病：职业禁忌证。

a. 活动性角膜疾病。

b. 白内障。

c. 面、手背和前臂等暴露部位严重慢性皮肤疾病。

d. 白化病。

B. 检查内容：

a. 症状询问：重点询问有无眼部和皮肤的不适症状，如是否存在眼异物感、视物模糊、视力减退、眼痛、畏光、流泪和皮肤瘙痒、红肿、皮疹等症状。

b. 体格检查：

a）内科常规检查。

b）眼科常规检查及角膜、结膜、晶状体和眼底检查。

c）皮肤科常规检查。

c. 实验室和其他检查：必检项目为血常规检查、尿常规检查、肝功能检查、心电图检查、胸部 X 射线摄片。

（2）在岗期间职业健康检查。

A. 目标疾病：

a. 职业病：职业性白内障［见《职业性白内障诊断标准》（GBZ 35—2010）］。

b. 职业禁忌证：活动性角膜疾病。

B. 检查内容：

a. 症状询问：重点询问有无视物模糊、视力下降，皮肤炎症、疼痛等症状。

b. 体格检查：

a）皮肤科常规检查，注意有无皮疹、皮肤红肿等。

b）眼科常规检查及角膜、结膜、晶状体和眼底。

C. 健康检查周期：2 年。

（3）离岗时职业健康检查。

A. 目标疾病：职业性白内障［见《职业性白内障诊断标准》（GBZ 35—2010）］。

B. 检查内容：同在岗期间职业健康检查中的检查内容。

（4）应急健康检查。

A. 检查对象：因意外或事故接触高强度紫外线可能导致急性电光性眼炎（紫外线角膜结膜炎）和（或）电光性皮炎的职业接触人群。

B. 目标疾病：

a. 职业性急性电光性眼炎（紫外线角膜结膜炎）［见《职业性急性电光性眼炎（紫外线角膜结膜炎）诊断标准》（GBZ 9—2002）］。

b. 职业性急性电光性皮炎［见《职业性电光性皮炎诊断标准》（GBZ 19—2002）］。

C. 检查内容：

a. 症状询问：重点询问有无眼部不适，如眼干、眼胀、异物感及灼热感、剧痛、畏光、流泪、皮肤灼热、刺痛、脱皮等症状。

b. 体格检查：

a）眼科常规检查，以及有无睑裂部球结膜充血水肿、角膜上皮水肿，必要时可进行荧光素染色检查。

b）皮肤科常规检查，注意有无皮肤红肿、大疱、脱皮等。

c. 必要时进行工作场所现场调查。

## 6 评价标准

（1）目前未见异常：全部检查结果未见异常。

（2）复查：检查时发现与目标疾病相关的单项或多项异常，需要复查确定者，应明确复查的内容和时间。

（3）疑似职业病：检查发现疑似职业病或可能患有职业病，需要提交职业病诊断机构进一步明确诊断者。

（4）职业禁忌证：检查发现有职业禁忌的患者，须写明具体疾病名称。

（5）其他疾病或异常：除目标疾病之外的其他疾病或某些检查指标的异常。

## 7 支持性文件

（1）《职业健康监护技术规范》（GBZ 188—2014）。

（2）《职业健康检查管理办法》（2019年修订）。

（3）《中华人民共和国职业病防治法》（2018年修订）。

（4）《职业性白内障诊断标准》（GBZ 35—2010）。

（5）《职业性急性电光性眼炎（紫外线角膜结膜炎）诊断标准》（GBZ 9—2002）。

（6）《职业性电光性皮炎诊断标准》（GBZ 19—2002）。

（7）《职业卫生标准制定指南 第3部分：工作场所物理因素职业接触限值》（GBZ/T 210.3—2008）。

# 四十二　微波作业人员职业健康检查

## 1　目的

规范微波接触作业人员职业健康检查工作程序，加强微波接触作业人员职业健康监护管理；早期发现微波接触作业人员职业禁忌证及疑似职业病、早期职业病，保护微波接触作业人员的健康。

## 2　范围

由取得职业健康体检资格的医疗机构对从事微波接触作业人员在其上岗前、在岗期间、离岗时进行职业健康体检。

## 3　职责

由已于省级卫生行政部门进行职业健康检查备案的医疗机构对用人单位从事微波作业人员进行职业健康检查工作；项目负责人参照职业健康体检关于微波接触作业工种的体检项目就其上岗前、在岗期间、离岗时制订体检项目、时间和地点；安排对应项目的检查医师（或技师）按指定时间、地点完成相应的检查项目，并对结果及相应职业禁忌证作出评价。

## 4　定义

（1）微波是指频率为 100 KHz～300 GHz 的电磁波。

（2）微波接触作业人员是指在职业活动中受到微波照射的人员，作业人员受到辐照后可产生白内障。

## 42.5　工作程序

1）为规范职业健康监护工作加强监护管理，早期发现微波接触作业人员职业禁忌证及疑似职业病，保护微波接触作业劳动者的健康，由已于省级卫生行政部门进行职业健康检查备案的单位对从事微波接触作业人员进行定期的职业健康检查。

2）按上岗前、在岗期间、离岗时进行针对微波接触作业人员的体检。

3）体检表统一采用国家卫生健康委员会编制的"职业性健康体检表"，体检前由受检者在"职业健康检查信息表"上签名以示确认。

4）职业健康监护。

（1）上岗前职业健康检查。

A. 目标疾病：职业禁忌证。

a. 神经系统器质性疾病。

b. 白内障。

B. 检查内容：

a. 症状询问：重点询问神经系统疾病史，以及神经症相关症状，如视物模糊、视力减退等；女性须询问月经史。

b. 体格检查：

a）内科常规检查。

b）神经系统常规检查。

c）眼科常规检查及角膜、晶状体和眼底。

c. 实验室和其他检查：必检项目为血常规检查、尿常规检查、肝功能检查、心电图检查、胸部 X 射线摄片。

（2）在岗期间职业健康检查。

A. 目标疾病：

a. 职业病：职业性白内障［见《职业性白内障诊断标准》（GBZ 35—2010）］。

b. 职业禁忌证：神经系统器质性疾病。

B. 检查内容：

a. 症状询问：同上岗前职业健康检查中的症状询问。

b. 体格检查：同上岗前职业健康检查中的体格检查。

C. 健康检查周期：2 年。

（3）离岗时职业健康检查。

A. 目标疾病：职业性白内障［见《职业性白内障诊断标准》（GBZ 35—2010）］。

B. 检查内容：同在岗期间职业健康检查中的检查内容。

## 6 评价标准

（1）目前未见异常：全部检查结果未见异常。

（2）复查：检查时发现与目标疾病相关的单项或多项异常，需要复查确定者，应明确复查的内容和时间。

（3）疑似职业病：检查发现疑似职业病或可能患有职业病，需要提交职业病诊断机构进一步明确诊断者。

（4）职业禁忌证：检查发现有职业禁忌的患者，须写明具体疾病名称。

（5）其他疾病或异常：除目标疾病之外的其他疾病或某些检查指标的异常。

## 7 支持性文件

（1）《职业健康监护技术规范》（GBZ 188—2014）。

（2）《职业健康检查管理办法》（2019 年修订）。

（3）《中华人民共和国职业病防治法》（2018 年修订）。

（4）《职业性白内障诊断标准》（GBZ 35—2010）。

（5）《职业卫生标准制定指南 第 3 部分：工作场所物理因素职业接触限值》（GBZ/T 210.3—2008）。

# 四十三 激光作业人员职业健康检查

## 1 目的

规范激光接触作业人员职业健康检查工作程序,加强激光接触作业人员职业健康监护管理;早期发现激光接触作业人员职业禁忌证及疑似职业病、早期职业病,保护激光接触作业人员的健康。

## 2 范围

由取得职业健康体检资格的医疗机构对从事激光接触作业人员在其上岗前、在岗期间、离岗时、应急情况下进行职业健康体检。

## 3 职责

由已于省级卫生行政部门进行职业健康检查备案的医疗机构对用人单位从事激光接触作业人员进行职业健康检查工作;项目负责人参照职业健康体检关于激光接触作业工种的体检项目就其上岗前、在岗期间、离岗时、应急情况制订体检项目、时间和地点;安排对应项目的检查医师(或技师)按指定时间、地点完成相应的检查项目,并对结果及相应职业禁忌证作出评价。

## 4 定义

(1) 激光是从组成物质的原子中发射出来的,波长为 200 nm ~1 mm 的相干光辐射。

(2) 激光接触作业人员是指在职业活动中受到激光照射的人员,作业人员受到辐照后可产生光照性皮炎、白内障及职业活动中接触激光引起眼(角膜、晶状体、视网膜)损伤。

## 5 工作程序

1) 为规范职业健康监护工作,加强监护管理,早期发现激光接触作业人员职业禁忌证及疑似职业病,保护激光接触作业劳动者的健康,由已于省级卫生行政部门进行职业健康检查备案的单位对从事激光接触作业人员进行定期的职业健康检查。

2) 按就业前、在岗期间、离岗时及应急情况下进行针对激光接触作业人员的体检。

3) 体检表统一采用国家卫生健康委员会编制的"职业性健康体检表",体检前由受检者在"职业健康检查信息表"上签名以示确认。

4）职业健康监护。

（1）上岗前职业健康检查。

A. 目标疾病：职业禁忌证。

a. 角膜病。

b. 白内障。

c. 视网膜病变。

B. 检查内容：

a. 症状询问：重点询问角膜、晶状体、视网膜疾病史及相关症状。

b. 体格检查：

a）内科常规检查。

b）眼科常规检查及眼压测定，角膜、晶状体、玻璃体和眼底检查。

c. 实验室和其他检查：必检项目为血常规检查、尿常规检查、肝功能检查、心电图检查、胸部 X 射线摄片。

（2）在岗期间职业健康检查。

A. 目标疾病：

a. 职业病：职业性激光所致眼（角膜、晶状体、视网膜）损伤［见《职业性激光所致眼（角膜、晶状体、视网膜）损伤的诊断》（GBZ 288—2017）］。

b. 职业禁忌证：除激光外其他原因引起的角膜病或视网膜病变。

B. 检查内容：同上岗前职业健康检查中的检查内容。

C. 健康检查周期：3 年。

（3）离岗时职业健康检查。

A. 目标疾病：职业性激光所致眼（角膜、晶状体、视网膜）损伤［见《职业性激光所致眼（角膜、晶状体、视网膜）损伤的诊断》（GBZ 288—2017）］。

B. 检查内容：同上岗前职业健康检查中的检查内容。

（4）应急健康检查。

A. 检查对象：工作中因事故或意外接触激光，照射量或辐照强度超过眼直视激光束的职业接触限值者，或有激光致眼损伤表现者。

B. 目标疾病：职业性激光所致眼（角膜、晶状体、视网膜）损伤［见《职业性激光所致眼（角膜、晶状体、视网膜）损伤的诊断》（GBZ 288—2017）］。

C. 检查内容：

a. 症状询问：重点询问激光接触情况及眼部异物感、灼热感、剧痛、畏光、流泪、眼睑痉挛等眼部刺激症状。

b. 体格检查：同上岗前职业健康检查中的体格检查。

c. 必要时进行工作场所现场调查。

# 6 评价标准

（1）目前未见异常：全部检查结果未见异常。

（2）复查：检查时发现与目标疾病相关的单项或多项异常，需要复查确定者，应明确复查的内容和时间。

（3）疑似职业病：检查发现疑似职业病或可能患有职业病，需要提交职业病诊断机构进一步明确诊断者。

（4）职业禁忌证：检查发现有职业禁忌的患者，须写明具体疾病名称。

（5）其他疾病或异常：除目标疾病之外的其他疾病或某些检查指标的异常。

## 7 支持性文件

（1）《中华人民共和国职业病防治法》（2018年修订）。

（2）《职业健康检查管理办法》（2019年修订）。

（3）《职业性白内障诊断标准》（GBZ 35—2010）。

（4）《职业性激光所致眼（角膜、晶状体、视网膜）损伤的诊断》（GBZ 288—2017）。

（5）《职业卫生标准制定指南 第3部分：工作场所物理因素职业接触限值》（GBZ/T 210.3—2008）。

# 四十四 电工作业人员职业健康检查

## 1 目的

规范电工作业人员职业健康检查工作程序，加强电工作业人员职业健康监护管理；早期发现电工作业人员职业禁忌证，保护电工作业人员的健康。

## 2 范围

由取得职业健康体检资格的医疗机构对从事电工作业人员在其上岗前、在岗期间进行职业健康体检。

## 3 职责

由已于省级卫生行政部门进行职业健康检查备案的医疗机构对用人单位从事电工作业人员进行职业健康检查工作；项目负责人参照职业健康体检关于电工作业工种的体检项目就其上岗前、在岗期间制订体检项目、时间和地点；安排对应项目的检查医师（或技师）按指定时间、地点完成相应的检查项目，并对结果及相应职业禁忌证作出评价。

## 4 定义

电工作业是指对电气设备进行运行、维护、安装、检修、改造、施工、调试等作业（不含电力系统进网作业）。

## 5 工作程序

1）为规范职业健康监护工作，加强监护管理，早期发现电工作业人员职业禁忌证及疑似职业病，保护电工作业劳动者的健康，由已于省级卫生行政部门进行职业健康检查备案的单位对从事电工作业人员进行定期的职业健康检查。

2）按上岗前、在岗期间进行针对电工作业人员的体检。

3）体检表统一采用国家卫生健康委员会编制的"职业性健康体检表"，体检前由受检者在"职业健康检查信息表"上签名以示确认。

4）职业健康监护。

（1）上岗前职业健康检查。

A. 目标疾病：职业禁忌证。

a. 癫痫。

b. 晕厥（近1年内有晕厥发作史）。

c. 未控制的2级及以上高血压。

d. 红绿色盲。

e. 慢性器质性心脏病或病理性心律失常。

f. 四肢关节运动功能障碍。

g. 需要抗精神病药物干预的精神疾患。

B. 检查内容：

a. 症状询问：重点询问高血压、心脏病及家族中有无精神病史等；近1年内有无晕厥发作史。

b. 体格检查：

a) 内科常规检查，重点检查血压、心脏。

b) 神经系统常规检查。

c) 眼科常规检查及色觉。

d) 外科检查，注意四肢关节的运动与灵活程度，特别是手部各关节的运动和灵活程度。

e) 耳科常规检查及前庭功能检查（有病史或临床表现者）。

c. 实验室和其他检查：必检项目为血常规检查、尿常规检查、肝功能检查、心电图检查、胸部X射线摄片、脑电图检查（有晕厥史者）。

（2）在岗期间职业健康检查。

A. 目标疾病：同上岗前职业健康检查中的目标疾病（电工属危险性作业，在岗期间定期健康检查的目的是随时发现可能发生的职业禁忌证，保证作业安全）。

B. 检查内容：同上岗前职业健康检查中的检查内容。

C. 健康检查周期：2年。

# 6 评价标准

（1）目前未见异常：全部检查结果未见异常。

（2）复查：检查时发现与目标疾病相关的单项或多项异常，需要复查确定者，应明确复查的内容和时间。

（3）疑似职业病：检查发现疑似职业病或可能患有职业病，需要提交职业病诊断机构进一步明确诊断者。

（4）职业禁忌证：检查发现有职业禁忌的患者，须写明具体疾病名称。

（5）其他疾病或异常：除目标疾病之外的其他疾病或某些检查指标的异常。

# 7 支持性文件

（1）《职业健康监护技术规范》（GBZ 188—2014）。

（2）《职业健康检查管理办法》（2019年修订）。

（3）《中华人民共和国职业病防治法》（2018年修订）。

# 四十五　高处作业人员职业健康检查

## 1　目的

规范高处作业人员职业健康检查工作程序，加强高处作业人员职业健康监护管理；早期发现高处作业人员职业禁忌证，保护高处作业人员的健康。

## 2　范围

由取得职业健康体检资格的医疗机构对从事高处作业人员在其上岗前、在岗期间进行职业健康体检。

## 3　职责

由已于省级卫生行政部门进行职业健康检查备案的医疗机构对用人单位从事高处作业人员进行职业健康检查工作；项目负责人参照职业健康体检关于高处作业工种的体检项目就其上岗前、在岗期间制订体检项目、时间和地点；安排对应项目的检查医师（或技师）按指定时间、地点完成相应的检查项目，并对结果及相应职业禁忌证作出评价。

## 4　定义

《高处作业分级》（GB/T 3608—2008）定义高处作业为在距坠落高度基准面 2 m 或 2 m 以上有可能坠落的高处进行的作业。

## 5　工作程序

1）为规范职业健康监护工作，加强监护管理，早期发现高处作业人员职业禁忌证，保护高处作业劳动者的健康，由已于省级卫生行政部门进行职业健康检查备案的单位对从事高处作业人员进行定期的职业健康检查。

2）按上岗前、在岗期间进行针对高处作业人员的体检。

3）体检表统一采用国家卫生健康委员会编制的"职业性健康体检表"，体检前由受检者在"职业健康检查信息表"上签名以示确认。

4）职业健康监护。

（1）上岗前职业健康检查。

A. 目标疾病：职业禁忌证。

a. 未控制的 2 级及以上高血压。

b. 恐高症。

c. 癫痫。

d. 晕厥、眩晕症。
e. 慢性器质性心脏病或病理性心律失常。
f. 四肢关节运动功能障碍。
g. 需要抗精神病药物干预的精神疾患。

B. 检查内容：

a. 症状询问：重点询问有无恐高症、高血压、心脏病及精神病家族史等，癫痫、晕厥、眩晕症病史及发作情况。

b. 体格检查：

a）内科常规检查，重点检查血压、心脏、"三颤"（眼睑震颤、舌颤、双手震颤）。
b）耳科常规检查及前庭功能检查（有病史或临床表现者）。
c）外科检查，主要检查四肢骨关节及运动功能。

c. 实验室和其他检查：必检项目为血常规检查、尿常规检查、肝功能检查、心电图检查、超声心动图、胸部 X 射线摄片、脑电图检查（有眩晕或晕厥史者）。

（2）在岗期间职业健康检查。

A. 目标疾病：同上岗前职业健康检查中的目标疾病（高处作业属危险性作业，在岗期间定期健康检查的目的是随时发现可能发生的职业禁忌证，保证作业安全）。

B. 检查内容：同上岗前职业健康检查中的检查内容。

C. 健康检查周期：1 年。

## 6 评价标准

（1）目前未见异常：全部检查结果未见异常。

（2）复查：检查时发现与目标疾病相关的单项或多项异常，需要复查确定者，应明确复查的内容和时间。

（3）疑似职业病：检查发现疑似职业病或可能患有职业病，需要提交职业病诊断机构进一步明确诊断者。

（4）职业禁忌证：检查发现有职业禁忌的患者，须写明具体疾病名称。

（5）其他疾病或异常：除目标疾病之外的其他疾病或某些检查指标的异常。

## 7 支持性文件

（1）《职业健康监护技术规范》（GBZ 188—2014）。
（2）《职业健康检查管理办法》（2019 年修订）。
（3）《中华人民共和国职业病防治法》（2018 年修订）。

# 四十六　压力容器作业人员职业健康检查

## 1　目的

规范压力容器作业人员职业健康检查工作程序，加强压力容器作业人员职业健康监护管理；早期发现压力容器作业人员职业禁忌证，保护压力容器作业人员的健康。

## 2　范围

由取得职业健康体检资格的医疗机构对从事压力容器作业人员在其上岗前、在岗期间进行职业健康检查。

## 3　职责

由已于省级卫生行政部门进行职业健康检查备案的医疗机构对用人单位从事压力容器作业人员进行职业健康检查工作；项目负责人参照职业健康体检关于压力容器作业工种的体检项目就其上岗前、在岗期间制订体检项目、时间和地点；安排对应项目的检查医师（或技师）按指定时间、地点完成相应的检查项目，并对结果及相应职业禁忌证作出评价。

## 4　定义

压力容器是指容器内最高压力点超过 2 个大气压力的容器，例如锅炉、管道、罐体、钢包、气瓶、气罐、铁制水柜、水塔、油箱等。

## 5　工作程序

1）为规范职业健康监护工作，加强监护管理，早期发现压力容器作业人员职业禁忌证，保护压力容器作业劳动者的健康，由已于省级卫生行政部门进行职业健康检查备案的单位对从事压力容器作业人员进行定期的职业健康检查。

2）按上岗前、在岗期间进行针对压力容器作业人员的体检。

3）体检表统一采用国家卫生健康委员会编制的"职业性健康体检表"，体检前由受检者在"职业健康检查信息表"上签名以示确认。

4）职业健康监护。

（1）上岗前职业健康检查。

A．目标疾病：职业禁忌证。

a．红绿色盲。

b．未控制的 2 级及以上高血压。

c. 癫痫。
  d. 晕厥、眩晕症。
  e. 任一耳语频 500 Hz、1000 Hz 和 2000 Hz 平均听阈>25 dB HL。
  f. 慢性器质性心脏病或病理性心律失常。
 B. 检查内容。
  a. 症状询问：重点询问有无耳鸣、耳聋、中耳及内耳疾病史，近 1 年内有无眩晕、晕厥发作史。
  b. 体格检查：
  a）内科常规检查，重点检查血压、心脏。
  b）耳科常规检查及前庭功能检查（有病史或临床表现者）。
  c）眼科常规检查及色觉。
  c. 实验室和其他检查：必检项目为血常规检查、尿常规检查、肝功能检查、心电图检查、胸部 X 射线摄片、纯音听阈测试、脑电图检查（有眩晕或晕厥史者）。
（2）在岗期间职业健康检查。
 A. 目标疾病：同上岗前职业健康检查中的目标疾病（压力容器作业属危险性作业，在岗期间定期健康检查的目的是随时发现可能发生的职业禁忌证，保证作业安全）。
 B. 检查内容：同上岗前职业健康检查中的检查内容。
 C. 健康检查周期：2 年。

# 6　评价标准

（1）目前未见异常：全部检查结果未见异常。
（2）复查：检查时发现与目标疾病相关的单项或多项异常，需要复查确定者，应明确复查的内容和时间。
（3）疑似职业病：检查发现疑似职业病或可能患有职业病，需要提交职业病诊断机构进一步明确诊断者。
（4）职业禁忌证：检查发现有职业禁忌的患者，须写明具体疾病名称。
（5）其他疾病或异常：除目标疾病之外的其他疾病或某些检查指标的异常。

# 7　支持性文件

（1）《职业健康监护技术规范》（GBZ 188—2014）。
（2）《职业健康检查管理办法》（2019 年修订）。
（3）《中华人民共和国职业病防治法》（2018 年修订）。

# 四十七 职业机动车驾驶作业人员职业健康检查

## 1 目的

规范职业机动车驾驶作业人员职业健康检查工作程序，加强职业机动车驾驶作业人员职业健康监护管理；早期发现职业机动车驾驶作业人员职业禁忌证，保护职业机动车驾驶作业人员的健康。

## 2 范围

由取得职业健康体检资格的医疗机构对从事职业机动车驾驶作业人员在其上岗前、在岗期间进行职业健康检查。

## 3 职责

由已于省级卫生行政部门进行职业健康检查备案的医疗机构对用人单位从事职业机动车驾驶作业人员进行职业健康检查工作；项目负责人参照职业健康体检关于职业机动车驾驶作业工种的体检项目就其上岗前、在岗期间制订体检项目、时间和地点；安排对应项目的检查医师（或技师）按指定时间、地点完成相应的检查项目，并对结果及相应职业禁忌证作出评价。

## 4 定义

（1）职业机动车驾驶作业是指以驾驶机动车为职业的专职驾驶员，包括营业性运输（下称营运性）驾驶员和为社会单位（包括企业、事业单位和行政机关等）工作的非营运性专职驾驶员。驾驶车辆包括叉车、铲车、电力车、客车、机械施工车、矿山专用车、电动挖掘机等。

（2）职业机动车驾驶员分类：本规范按驾驶车辆和驾驶证，将职业驾驶员分为大型机动车驾驶员和小型机动车驾驶员，以驾驶 A1、A2、A3、B1、B2、N、P 准驾车型的驾驶员为大型机动车驾驶员，以驾驶 C 准驾车型的驾驶员及其他准驾车型的驾驶员为小型机动车驾驶员。

## 5 工作程序

1）为规范职业健康监护工作，加强监护管理，早期发现职业机动车驾驶作业人员职业禁忌证，保护职业机动车驾驶作业劳动者的健康，由已于省级卫生行政部门进行职业健康检查备案的单位对从事职业机动车驾驶作业人员进行定期的职业健康检查。

2）按上岗前、在岗期间进行针对职业机动车驾驶作业人员的体检。

3）体检表统一采用国家卫生健康委员会编制的"职业性健康体检表"，体检前由受检者在"职业健康检查信息表"上签名以示确认。

4）职业健康监护。

（1）上岗前职业健康检查。

A. 目标疾病：职业禁忌证。

a. 身高：大型机动车驾驶员身高<155 cm，小型机动车驾驶员身高<150 cm。

b. 远视力（对数视力表）：大型机动车驾驶员两裸眼或矫正视力<5.0；小型机动车驾驶员两裸眼或矫正视力<4.9。

c. 红绿色盲。

d. 听力：双耳语频 500 Hz、1000 Hz 和 2000 Hz 平均听阈>30 dB HL 或任一耳语频 500 Hz、1000 Hz 和 2000 Hz 平均听阈>40 dB HL（纯音气导）。

e. 血压：大型机动车驾驶员的收缩压≥18.7 kPa（≥140 mmHg）或舒张压≥12 kPa（≥90 mmHg）；小型机动车驾驶员患有未控制的2级及以上高血压。

f. 复视、立体盲、严重视野缺损。

g. 慢性器质性心脏病。

h. 癫痫。

i. 梅尼埃病。

j. 眩晕症。

k. 癔症。

l. 帕金森病。

m. 各类精神障碍疾病。

n. 痴呆。

o. 影响肢体活动的神经系统疾病。

p. 吸食、注射毒品；长期服用依赖性精神药品成瘾尚未戒除者。

B. 检查内容。

a. 症状询问：重点询问目标疾病中各种职业禁忌证的病史，是否有吸食、注射毒品，是否有长期服用依赖性精神药品史和治疗情况。

b. 体格检查：

a）内科常规检查。

b）外科检查：重点检查身高、体重、头、颈、四肢躯干、肌肉、骨骼。

c）眼科常规检查及辨色力检查。

d）耳科常规检查。

c. 实验室和其他检查：必检项目为血常规检查、尿常规检查、肝功能检查、心电图、胸部 X 射线摄片、纯音听阈测试、视野检查。

（2）在岗期间健康检查。

A. 目标疾病：职业禁忌证。

a. 远视力（对数视力表）：大型机动车驾驶员两裸眼或矫正视力<5.0；小型机动车驾驶员两裸眼或矫正视力<4.9。

b. 听力：双耳语频 500 Hz、1000 Hz 和 2000 Hz 平均听阈>30 dB HL。

c. 血压：大型机动车驾驶员的收缩压≥18.7 kPa（≥140 mmHg）或舒张压≥12 kPa（≥90 mmHg）；小型机动车驾驶员患有未控制的 2 级及以上高血压。

d. 慢性器质性心脏病。

e. 癫痫。

f. 帕金森病。

g. 癔症。

h. 吸食、注射毒品，长期服用依赖性精神药品成瘾尚未戒除者。

B. 检查内容：同上岗前职业健康检查中的检查内容。

C. 健康检查周期：

a. 大型车及营运性职业驾驶员：1 年；

b. 小型车及非营运性职业驾驶员：2 年。

## 6　评价标准

（1）目前未见异常：全部检查结果未见异常。

（2）复查：检查时发现与目标疾病相关的单项或多项异常，需要复查确定者，应明确复查的内容和时间。

（3）疑似职业病：检查发现疑似职业病或可能患有职业病，需要提交职业病诊断机构进一步明确诊断者。

（4）职业禁忌证：检查发现有职业禁忌的患者，须写明具体疾病名称。

（5）其他疾病或异常：除目标疾病之外的其他疾病或某些检查指标的异常。

## 7　支持性文件

（1）《职业健康监护技术规范》（GBZ 188—2014）。

（2）《职业健康检查管理办法》（2019 年修订）。

（3）《机动车驾驶证申领和使用规定》（中华人民共和国公安部令第 162 号，2022 年施行）。

# 四十八 放射工作人员职业健康检查

## 1 目的

实施放射工作人员健康保护,规范放射性工作人员健康监护管理。按照《中华人民共和国职业病防治法》(2018年修订)、《职业健康检查管理办法》(2019年修订)及《放射工作人员职业健康管理办法》(卫生部令第55号,2007年施行)的要求及规定来规范放射工作人员职业健康体检工作,早期发现职业禁忌证及疑似职业病、早期职业病,保护放射工作人员的健康。

## 2 范围

由取得职业健康体检资格的医疗机构对从事放射工作人员、拟从事放射工作的人员、放射性事故可疑受害人员及参加应急处理人员在其上岗前、在岗期间、离岗时、应急情况下进行职业健康体检,并进行医学随访观察。

## 3 职责

由已于省级卫生行政部门进行职业健康检查备案的医疗机构对用人单位从事放射工作的人员进行职业健康体检工作;项目负责人参照职业健康体检关于放射作业工种的体检项目就其上岗前、在岗期间、离岗时、应急情况制订体检项目、时间和地点;安排对应项目的检查医师(或技师)按指定时间、地点完成相应的检查项目,并对结果及相应职业禁忌证作出评价。

## 4 定义

(1)放射工作是指所有从事内、外照射作业(包括在医疗机构、核电厂、含放射性的厂矿等工作)的人员,以及应用放射源的工作部门或单位及其授权的医疗机构和医师。

(2)放射工作人员职业健康检查包括上岗前、在岗期间、离岗时、受到应急照射或者事故照射时的健康检查,以及职业性放射性疾病患者和受到过量照射放射工作人员的医学随访观察。

## 5 工作程序

1)放射工作人员职业健康检查机构和人员。

(1)放射工作人员职业健康检查由已于省级卫生行政部门备案并取得放射作业职业健康体检资格的医疗机构承担。

（2）从事放射人员职业健康检查的专业技术人员必须具备本岗位任职的相应学历、资历和专业知识，经培训合格后持证上岗。

2）体检表统一采用国家卫生健康委员会编制的"职业性健康体检表"，体检前由受检者在"职业健康检查信息表"上签名以示确认。

3）参照职业健康体检有关放射职业工种的体检项目，按照上岗前、在岗期间、离岗时、应急情况、医学随访等情况下体检等不同类别，结合受检企业实际制订体检方案，作出体检计划安排，组织对应项目的检查医师（或技师）按指定的时间、地点完成相应的检查项目。

4）放射作业职业健康体检项目按《放射工作人员职业健康管理办法》（卫生部令第55号，2007年施行）和《放射工作人员健康要求及监护规范》（GBZ 98—2020），结合放射防护规定确定上岗前、在岗期间、离岗时、受到应急照射或者事故照射时、医学随访观察时的检查项目。

（1）上岗前检查项目。

A. 必检项目：医学史、职业史调查，内科、外科、皮肤科常规检查，眼科检查（色觉、视力、晶体裂隙灯检查、玻璃体、眼底），血常规检查，尿常规检查，肝功能检查，肾功能检查，甲状腺功能，外周血淋巴细胞染色体畸变分析、微核试验，胸部X射线检查，心电图检查，腹部B超检查。

B. 选检项目：耳鼻喉科、视野检查（核电厂放射工作人员），心理测试（如核电厂操纵员和高级操纵员），甲状腺功能检查，肺功能检查（放射性矿山工作人员，接受内照射、需要穿戴呼吸防护装置的人员）。

（2）在岗期间检查项目。

A. 必检项目：医学史、职业史调查，内科、外科、皮肤科常规检查，眼科检查（色觉、视力、晶体裂隙灯检查、玻璃体、眼底），血常规检查和白细胞分类，尿常规检查，肝功能检查，肾功能检查，外周血淋巴细胞微核试验，胸部X射线检查。

B. 选检项目：心电图，腹部B超，甲状腺功能检查，血清睾酮，外周血淋巴细胞染色体畸变分析，痰细胞学检查和/或肺功能检查（放射性矿山工作人员，接受内照射、需要穿戴呼吸防护装置的人员），使用全身计数器进行体内放射性核素滞留量的检测（从事非密封源操作的人员）。

主检医师根据放射工作人员职业接触史中的放射因素名称和职业照射种类增加必要的检查项目，例如，疑有内污染可能，可根据放射性核素的理化性质和代谢特点进行相关的器官功能检查和核素测定；长期吸烟而且在粉尘和／或放射性气体、微粒暴露环境作业的放射工作人员可增加胸部X射线摄影检查次数；对同时接触其他危害因素或超过相关限值的工作人员安排特殊检查和评价，也可酌情增加检查频度。

（3）离岗时检查项目。

A. 必检项目：医学史、职业史调查，内科、皮肤科常规检查，眼科检查（色觉、视力、晶体裂隙灯检查、玻璃体、眼底），血常规检查和白细胞分类，尿常规检查，肝功能检查，肾功能检查，外周血淋巴细胞染色体畸变分析，胸部X射线检查，心电图检查，腹部B超检查。

B. 选检项目：耳鼻喉科、视野检查（核电厂放射工作人员），心理测试（核电厂操纵员和高级操纵员），甲状腺功能检查，肺功能检查（放射性矿山工作人员，接受内照射、需要穿戴呼吸防护装置的人员），使用全身计数器进行体内放射性核素滞留量的检测（从事非密封源操作的人员）。

(4) 应急健康检查。

A. 必检项目：应急/事故照射史、医学史、职业史调查，详细的内科、外科、眼科、皮肤科、神经科检查，血常规检查和白细胞分类（连续取样），尿常规检查，外周血淋巴细胞染色体畸变分析，外周血淋巴细胞微核试验，胸部 X 射线摄影（在留取细胞遗传学检查所需血样后），心电图检查。

B. 选检项目：根据受照和损伤的具体情况，参照《内照射放射病诊断标准》（GBZ 96—2011）、《外照射亚急性放射病诊断标准》（GBZ 99—2002）、《外照射放射性骨损伤诊断》（GBZ 100—2010）、《职业性放射性甲状腺疾病诊断》（GBZ 101—2020）、《职业性外照射急性放射病诊断》（GBZ 104—2017）、《职业性放射性皮肤疾病诊断》（GBZ 106—2020）、《职业性放射性疾病诊断总则》（GBZ 112—2017）、《过量照射人员医学检查与处理原则》（GBZ 215—2009）、《人体体表放射性核素污染处理标准》（GBZ/T 216—2024）、《放射性核素摄入量及内照射计量估算规范》（GB/T 16148—2009）、《放射性核素内污染人员医学处理规范》（WS/T 583—2017）、《外照射事故受照人员的医学处理和治疗方案》（GB/T 18199—2000）、《电离辐射所致眼晶状体剂量估算方法》（GBZ/T 301—2017）、《电离辐射所致皮肤剂量估算方法》（GBZ/T 244—2017）、《外照射辐射事故中受照人员器官剂量重建规范》（GBZ/T 261—2015）、《放射工作人员职业健康检查外周血淋巴细胞微核检测方法与受照剂量估算标准》（GBZ/T 328—2023）估算受照剂量，实施适当的医学处理。

(5) 医学随访观察。

A. 对受到过量照射的放射工作人员，应按《过量照射人员医学检查与处理原则》（GBZ 215—2009）的规定进行医学随访观察。

B. 对确诊的职业性放射性疾病患者，应分别按照《职业性放射性白内障的诊断》（GBZ 95—2014）、《内照射放射病诊断标准》（GBZ 96—2011）、《放射性肿瘤病因判断标准》（GBZ 97—2009）、《外照射亚急性放射病诊断标准》（GBZ 99—2002）、《外照射放射性骨损伤诊断》（GBZ 100—2010）、《职业性放射性甲状腺疾病诊断》（GBZ 101—2020）、《职业性外照射急性放射病诊断》（GBZ 104—2017）、《职业性外照射慢性放射病诊断》（GBZ 105—2017）、《职业性放射性皮肤疾病诊断》（GBZ 106—2020）、《职业性放射性性腺疾病诊断》（GBZ 107—2015）、《职业性外照射急性放射病的远期效应医学随访规范》（GBZ/T 163—2017）的规定进行医学随访观察。

# 6 职业健康监护档案管理

(1) 体检结果必须一式两份提供给用人单位，并做好回执记录，同时保证体检结果备查。

(2) 放射工作人员职业健康监护档案应包括以下内容：

a. 职业史（放射和非放射）、既往病史、个人史、应急照射和事故照射史（如有）。

b. 历次职业健康检查结果评价及处理意见。

c. 职业性放射性疾病诊治资料（病历、诊断证明书和鉴定结果等）、医学随访资料。

d. 需要存入职业健康监护档案的其他有关资料，如工伤鉴定意见或结论；怀孕声明等。

（3）放射工作单位应为放射工作人员建立并终生保存职业健康监护档案。放射工作人员职业健康监护档案应有专人负责管理，妥善保存；应采取有效措施维护放射工作人员的职业健康隐私权和保密权。

（4）放射工作人员有权查阅、复印本人的职业健康监护档案。放射工作单位应如实、无偿提供放射工作人员的健康监护档案，并在所提供复印件上盖章。

## 7　支持性文件

（1）《职业健康检查管理办法》（2019年修订）。

（2）《放射工作人员职业健康管理办法》（卫生部令第55号，2007年施行）。

（3）《职业健康监护技术规范》（GBZ 188—2014）。

（4）《放射工作人员健康要求及监护规范》（GBZ 98—2020）。

# 附　　录

## 附录一　疑似职业病报告卡

编号：

| 用人单位信息 | 单位名称： |
| --- | --- |
| | 地　　址： |
| | 联系电话： |
| 疑似职业患者信息 | 姓名：　　　　　性别：□男　□女　　年龄： |
| | 工种：　　　　　　　　　　　　　　　工龄： |
| | 身份证号码： |
| | 联 系 电 话： |
| 初步结果 | |
| 初诊时间 | |
| 信息来源 | |
| 其他相关信息 | |

报告单位（盖章）：　　　　　　　　　联系电话：

报告联系人：　　　　　　　　　　　　报告日期：

主送单位：

抄送单位：

注：院办负责将疑似职业病报告卡报省卫生监督所、用人单位所在地卫生部门，业务接诊科室负责报用人单位和劳动者本人。

# 附录二  疑似职业病告知书

（用人单位名称）（劳动者姓名）：

  <u>　年　月　日</u>广东省职业健康检查机构在<u>（职业健康检查/职业病诊断/门诊治疗/住院治疗/其他）</u>中发现<u>（劳动者姓名、身份证号码）</u><u>（症状、体征及实验室检查结果）</u>等。根据目前材料，界定<u>（劳动者姓名）</u>为疑似职业病患者（疑似+职业病名称）。

  你单位应当在 30 日内安排对疑似职业病患者进行职业病诊断；在疑似职业病患者诊断或者医学观察期间，不得解除或者终止与其订立的劳动合同。疑似职业病患者在诊断、医学观察期间的费用，由用人单位承担。

  劳动者可以在用人单位所在地、本人户籍所在地或者经常居住地依法承担职业病诊断的医疗卫生机构进行职业病诊断。

  特此告知。

广东省职业健康检查机构<br>（盖章）<br><br>年　月　日

注：本告知书一式三份，劳动者、用人单位及我院留底各 1 份。
送达方式：
1. 直接送达：劳动者接收人签名、指模：_____ 日期：
     用人单位接收签名：_____ 日期：
2. 邮递寄出：（快递单粘贴）
3. 项目负责人网报，并由诊断办书面报告当地卫生行政部门。

# 附录三　职业禁忌证告知书

（用人单位名称）（劳动者姓名）：

　　在＿＿＿年＿＿月＿＿日的职业健康检查中发现（劳动者）＿＿＿＿＿＿因＿＿＿＿＿＿＿＿＿＿＿＿＿＿＿＿＿（已复查□未复查□）；根据目前材料、相关标准及技术规范,（劳动者）＿＿＿＿＿＿＿为＿＿＿＿＿＿＿作业职业禁忌证,请将其调离原作业岗位。

　　特此告知。

广东省职业健康检查机构<br>
（盖章）<br>
年　月　日

送达方式：

1. 直接送达：劳动者接收人签名、指模：＿＿＿＿＿＿　日期：

　　　　　　　用人单位接收签名：＿＿＿＿＿＿＿＿　日期：

2. 邮递寄出：（快递单粘贴）

注：本告知书一式三份,劳动者、用人单位及体检单位各存1份。

# 附录四　有毒有害作业工人健康监护卡

表　　号：卫统 38 表-1
制表机关：卫健委
批准机关：国家统计局
批准文号：国统制〔2007〕号
有效期至：

体检单位：　　　　　　　　　　　　体检单位编码□□□□□□□□□□□□
用人单位：　　　　　　　　　　　　用人单位编码□□□□□□□□□□□□

一、用人单位信息：
  1. 通信地址：　　　　　　　　　　　　　　2. 邮编：
  3. 联系人：　　　　　　　　　　　　　　　4. 电话：
  5. 经济类型：_____
  6. 行业：_____　　7. 企业规模 1 大□ 2 中□ 3 小□ 4 不详□
  8. 职工总人数_____　生产工人数_____　接触有毒有害作业人数_____

二、职业健康监护情况

| 职业危害<br>因素名称 | 接触人<br>（次）数 | 应检人<br>（次）数 | 实检人<br>（次）数 | 疑似职业病<br>人数 | 调离人数* | 禁忌证人数* |
|---|---|---|---|---|---|---|
|  |  |  |  |  |  |  |
|  |  |  |  |  |  |  |
|  |  |  |  |  |  |  |
|  |  |  |  |  |  |  |
|  |  |  |  |  |  |  |
|  |  |  |  |  |  |  |
|  |  |  |  |  |  |  |
|  |  |  |  |  |  |  |
|  |  |  |  |  |  |  |
|  |  |  |  |  |  |  |
|  |  |  |  |  |  |  |
|  |  |  |  |  |  |  |
|  |  |  |  |  |  |  |
|  |  |  |  |  |  |  |
|  |  |  |  |  |  |  |
|  |  |  |  |  |  |  |
|  |  |  |  |  |  |  |

体检日期：　　　年　　月　　日
填卡单位：　　　　　　　　　　　　　单位负责人（签名）：
填卡人：　　　　　　　　　　　　　　填卡日期：　　　年　　月　　日
*非必填项。

## 填卡说明

1. 制卡目的：为了解接触有毒有害物质作业工人接受职业健康检查的情况，为制订职业病防治计划提供决策依据而制定本报告卡。

2. 统计范围：在我国境内一切可能产生职业病危害生产和工作的用人单位。本卡适用于在岗期间的职业健康检查。

3. 填卡单位及报送日期：本卡由取得职业健康检查资质的医疗卫生机构填卡、网上直报（一个用人单位一卡）。本卡实行半年汇总、分析制度。省（自治区、直辖市）负责职业病危害因素监测机构应于同年度的7月10日前和下一年度的1月10日前完成审核、确认上报。

4. 指标解释

（1）体检单位：指由省级卫生行政部门批准从事职业健康检查的医疗卫生机构。

（2）体检单位编码：由行政区域代码（省地县）和组织机构代码组成，共16位。

（3）用人单位及其编码：指组织接触职业病危害因素的劳动者进行职业健康检查的被监测单位，其编码由行政区域代码（省地县）和组织机构代码组成，共16位。

（4）职工总人数：为用人单位的全部职工人数，包括生产工人和非生产工人，及各种用工形式的非编制人员。

（5）接触有毒有害作业人数：指当年用人单位接触粉尘、有毒有害因素的全部职工人数。当一名劳动者在职业活动中，同时接触两种以上的危害因素时，则以一种主要有害因素进行统计，统计单位为人，包括各种用工形式的非编制人员。

（6）接触人（次）数：系指当年进行职业健康检查的某种有毒有害因素的接触人数，包括各种用工形式的非正式编制人员。

（7）应检人（次）数：指本年度内按照《职业健康检查项目及周期》的规定，在接触人数中需要进行职业健康检查的职工人数。

（8）实检人（次）数：指在应检人数中，实际接受了职业健康检查的人数。

（9）疑似职业患者数：依法承担职业健康检查的医疗机构通过检查发现疑似职业病或可能患有职业病，需要提交职业病诊断机构进一步明确诊断者的人数。

# 附录五　职业健康检查结果移送函

合同号职检〔　　　　〕号

（劳动者姓名）/（用人单位名称）：

　　受您/贵单位委托，我院根据您/贵单位提供的有关员工岗位职业危害接触情况，并依据国家《中华人民共和国职业病防治法》（2018年修订）、《职业健康检查管理办法》（2019年修订）及《职业健康监护技术规范》（GBZ 188—2014）等规定，于　年　月　日至　年　月　日为您（贵单位）进行了职业健康检查，现将本次检查的全部相关资料移送给您。

附：有关材料：
  1. 职业健康检查表　　　　　　　　签收人（签名）：_____
  2. 职业健康检查总结报告　　　　　签收人（签名）：_____
  3. 疑似职业病名单　　　　　　　　签收人（签名）：_____
  4. 职业禁忌证名单　　　　　　　　签收人（签名）：_____
  5. 职业健康检查个体结论报告　　　签收人（签名）：_____
  6. 其他：

广东省职业健康检查机构<br>年　月　日

签收人（签名）：
　　年　月　日
电　　话：　　　　　　　　　　　　　　　负责医生：

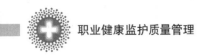

# 附录六 职业健康检查结果签收函

单位： 姓名：

您于 年 月 日来我院体检，现将结果交送于您。请您收到结果后在下面签收。

签收人：

我于 年 月 日收到广东省职业健康检查机构送达的职业健康检查结果。

签名日期：

广东省职业健康检查机构<br>年 月 日

# 附录七  职业健康检查基本信息表（××××年版）

（职业健康检查机构名称）   体检编码：

| 姓名 | | 性别 | | 联系电话 | |
|---|---|---|---|---|---|
| 身份证号 | | | | | |
| 工作单位 | | | 地　　址 | | |
| 邮　　编 | | | 电　　话 | | |
| 社会统一信用代码 | | | 单位负责人 | | |
| 经济类型 | | | 行业类型 | | |
| 企业规模 | | | 所属地区 | | |
| 体检类别 | 上岗前□　在岗期间□　离岗时□　应急□　医学随访□ <br>（说明：请在相应类别的"□"内打"√"） | | | | |

| 接触有毒有害因素种类与名称： |
|---|
|  |

| 职业病危害因素接触史：（请按用人单位、危害因素名称、接触起始时间列出） |
|---|
|  |

| 不适症状： |
|---|
|  |

| 最近一次健康体检结果： |
|---|
|  |

| 体检机构：　　　　　　　　　　　　　　　　体检时间：　　年　　月　　日 |
|---|

| **声明**：本人所填写情况属实，同意医疗机构将检查结果告知本人工作单位；并由单位将体检结果转交本人（如不同意体检结果由用人单位送达本人，请在以下空白处填写详细送达方式，并在登记处告知登记员办理邮寄服务）。<br><br>　　　　　　　　　　　　　　　　　　　　　　　　　　　本人签名：<br>　　　　　　　　　　　　　　　　　　　　　　　　　　　　年　　月　　日 |
|---|

注：本表由劳动者填写，经用人单位在"工作单位"栏盖章后，送我院存档。

# 附录八　放射工作人员职业健康检查信息表（××××年版）

（职业健康检查机构名称）　　体检编码：

| 姓　　名 | | | 性别 | | 电话 | | | 接害工龄 | |
|---|---|---|---|---|---|---|---|---|---|
| 工作单位 | | | | | | 身份证号 | | | |
| 体检类别 | | | 上岗前□　在岗期间□　离岗时□　应急□　医学随访□ （说明：请在相应类别的"□"内打"√"） | | | | | | |
| 职业危害因素 | | | X射线□　γ射线□　其他_____；其他职业危害因素_____ | | | | | | |
| 社会统一信用代码 | | | | | | 单位负责人 | | | |
| 地　　址 | | | | | | 电　　话 | | | |
| 经济类型 | | | | | | 行业类型 | | | |
| 企业规模 | | | | | | 所属地区 | | | |
| 照射源 | 1. 核燃料循环 | | A. 铀矿开采□　B. 铀矿水冶□　C. 铀浓缩与转化□　D. 燃料制造□ E. 反应堆运行□　F. 燃料后处理□　G. 核燃料循环研究□　H. 其他□ | | | | | | |
| | 2. 医学应用 | | A. 诊断放射学□　B. 牙科放射学□　C. 核医学□　D. 放射治疗□ E. 介入放射学□　F. 其他□ | | | | | | |
| | 3. 工业应用 | | A. 工业辐照□　B. 工业探伤□　C. 发光涂料工业□　D. 放射性同位素生产□ E. 测井□　F. 加速器运行□　G. 其他□ | | | | | | |
| | 4. 天然源 | | A. 民用航空□　B. 煤矿开采□　C. 其他矿藏开采□　D. 石油和天然气工业□ E. 矿物和矿石处理□　F. 其他□ | | | | | | |
| | 5. 其他 | | A. 教育□　B. 兽医学□　C. 科学研究□　D. 其他□ | | | | | | |
| 职业病危害因素接触史：（请按用人单位、危害因素名称、接触起始时间列出） | | | | | | | | | |
| 历年个人剂量是否超标：　　否□　是□；若是，详情_____ 历年是否受过应急或事故照射：否□　是□；若是，详情_____ | | | | | | | | | |
| 不适症状： | | | | | | | | | |
| 最近一次健康体检结果： 体检机构：　　　　　　　　　　　　　　　体检时间：　　年　　月　　日 | | | | | | | | | |
| **声明**：本人所填写情况属实，同意医疗机构将检查结果告知本人工作单位；并由单位将体检结果转交本人（如不同意体检结果由用人单位送达本人，请在以下空白处填写详细送达方式，并在登记处告知登记员办理邮寄服务）。 签名： 年　　月　　日 | | | | | | | | | |

注：本表由劳动者填写，经用人单位在"工作单位"栏盖章后，送我院存档。

# 附录九 健康检查基本信息表（××××年版）

（职业健康检查机构名称）　　体检编码：

| 姓名 | | 性别 | | 联系电话 | |
|---|---|---|---|---|---|
| 身份证号 | | | | | |
| 报告领取方式：自取☐　邮寄☐　地址： | | | | | |
| 自述单位 | | | | 车间 | |
| 地　　址 | | | | | |
| 参照体检类别 | 上岗前☐　在岗期间☐　离岗时☐　应急☐　医学随访☐<br>（说明：请在相应类别的"☐"内打"√"） | | | | |
| 自述接触有毒有害因素种类与名称： | | | | | |
| 自述职业病危害因素接触史：（请按用人单位、危害因素名称、接触起始时间列出） | | | | | |
| 不适症状： | | | | | |
| 最近一次健康体检结果： | | | | | |
| 体检机构：　　　　　　　　　　　　　　　体检时间：　　年　　月　　日 | | | | | |
| **声明**：本人同意参照《职业健康监护技术规范》（GBZ 188—2014）进行体检，并已了解本次体检项目；所填写情况属实，如有虚假，由此产生的后果本人愿意承担全部责任。<br><br>　　　　　　　　　　　　　　　　　　　　　　　　签名：<br>　　　　　　　　　　　　　　　　　　　　　　　　　　年　　月　　日 | | | | | |

# 附录十  职业卫生学调查表（简易）

用人单位：

用人单位编码：

一、用人单位信息：

  1. 通信地址：_____

  2. 联系人：_____  邮编：_____  电话：_____

  3. 经济类型：_____

  4. 行业：_____

  5. 企业规模  1 大□  2 中□  3 小□  4 不详□

  6. 职工总人数_____  生产工人数_____  接触有毒有害作业人数_____

二、职业健康监护岗位情况

| 岗位、接触人数、车间 | 职业危害因素名称 | 上一年检测的职业危害浓度（程度）情况 | | | 接触人数 |
|---|---|---|---|---|---|
| | | 超标 | 不超标 | 不明 | |
| | | | | | |
| | | | | | |
| | | | | | |
| | | | | | |
| | | | | | |
| | | | | | |

简易工艺流程：






注：1. 联系人原则上为用人单位本次职业健康监护项目负责人；2. 多个岗位可按上述表格格式另表填写；3. 职业危害浓度可在相应空格打√，后并附数值。

# 附录十一　职业卫生现场调查表

| 委托单位 | | | | | | |
|---|---|---|---|---|---|---|
| 项目名称 | | | | | | |
| 联 系 人 | | | 法定代表人 | | | |
| **项目基本情况：** | | | | | | |
| 作业场所地址 | | | 建厂时间 | | | |
| 所属行业 | | | 主管部门 | | | |
| 企业年度产值/万元 | | | 资产总额/万元 | | | |
| 职业卫生管理机构名称 | | | 负责人、联系电话 | | | |
| 参加职业病危害培训总人数 | | | 培训机构名称 | | | |
| 职业健康管理人数 | | 专职人数 | | | 兼职人数 | |
| 在岗职工总人数 | | 其中：女工 | | | 农民工 | |
| 存在职业病危害暴露总人数 | | 其中：女工 | | | 农民工 | |
| 工作制度（班次、时间） | | | | | | |
| 职业健康检查机构名称 | | | 最近一次职业健康检查时间 | | | |
| **企业提供营业执照复印件、安全生产许可证** | | | | | | |
| **生产过程中使用的原辅材料、中间产品、产品情况：** | | | | | | |
| 原料名称 | 产地 | 量/年吨 | 运输方式 | 存储方式 | 成分组成 | 状态 |
|  |  |  |  |  |  |  |
|  |  |  |  |  |  |  |
|  |  |  |  |  |  |  |
| 辅助材料 | 产地 | 量/年吨 | 运输方式 | 存储方式 | 成分组成 | 状态 |
|  |  |  |  |  |  |  |
|  |  |  |  |  |  |  |
|  |  |  |  |  |  |  |
| 中间产品 | 年产量 | 运输方式 | 存储方式 | 中间产品 | 年产量 | 运输方式 | 存储方式 |
|  |  |  |  |  |  |  |  |
|  |  |  |  |  |  |  |  |
| 产品名称 | 年产量 | 运输方式 | 存储方式 | 产品名称 | 年产量 | 运输方式 | 存储方式 |
|  |  |  |  |  |  |  |  |

续上表

**生产工艺流程（产生危害单元标注）：**

总平面布局图（总图运输）：

续上表

| 生产设备情况： | | | | | | | |
|---|---|---|---|---|---|---|---|
| 部门（车间） | 工段 | 生产设备名称 | 型号 | 产地 | 数量 | 技术参数 | 机械化、自动化、密闭化程度 |
| | | | | | | | |
| | | | | | | | |
| | | | | | | | |
| | | | | | | | |
| | | | | | | | |
| | | | | | | | |
| | | | | | | | |
| | | | | | | | |
| | | | | | | | |

设备布局图

续上表

**卫生工程技术防护设施情况：**

| 部门（车间） | 工段 | 职业病危害防护设施名称（防尘、防毒、防噪声、防振动、防高温、防电离辐射等设施） | 型号 | 产地 | 数量 | 技术参数 | 布置位置 | 运行情况 |
|---|---|---|---|---|---|---|---|---|
| | | | | | | | | |
| | | | | | | | | |
| | | | | | | | | |
| | | | | | | | | |
| | | | | | | | | |

**接触职业病危害因素人员管理情况汇总：**

| 作业场所/岗位 | 职业病危害因素名称 | 接触职业病危害人数 | | | 参加职业健康培训人数 | 检查项目 | 最近一次参加职业健康检查人数（分批次检查统计总人数） | | | 检查时发现职业病患者人数 | 检查时发现具有职业禁忌证人数 | 调离原岗位人数 |
|---|---|---|---|---|---|---|---|---|---|---|---|---|
| | | 总人数 | 女工 | 农民工 | | | 岗前 | 在岗期间 | 离岗 | | | |
| | | | | | | | | | | | | |
| | | | | | | | | | | | | |
| | | | | | | | | | | | | |
| | | | | | | | | | | | | |
| | | | | | | | | | | | | |
| | | | | | | | | | | | | |

**应急救援设施：**（不限于报警装置、喷淋冲洗设备、事故通风设施、风向标、围堰、气防、个人应急药物和设备等）

| 应急救援设施名称 | 设置部位 | 数量 | 技术参数（含使用年限） |
|---|---|---|---|
| | | | |
| | | | |
| | | | |
| | | | |
| | | | |

（现场急救用品、急救场所、防护装备的情况，是否设置应急撤离通道和必要的泄险区；委托的应急救援医疗机构的装备情况；伤员转运的运输工具和设备）

续上表

**警示标识设置情况：**

 

**个人防护用品配备情况：**

| 部门名称 | 岗位名称 | 发放个人防护用品名称 | 型号 | 防护用品产地 | 是否为检测合格的产品 | 如何发放 | 佩戴情况 |
|---|---|---|---|---|---|---|---|
|  |  |  |  |  |  |  |  |
|  |  |  |  |  |  |  |  |
|  |  |  |  |  |  |  |  |
|  |  |  |  |  |  |  |  |
|  |  |  |  |  |  |  |  |

| | 部门 | 岗位（工种） | 男工人数 | 女工人数 | 农民工数 | 工作制度 | 工作方式、生产内容 | 作业时间/小时 | 生产作业天数/周 |
|---|---|---|---|---|---|---|---|---|---|
| 劳动定员工作制度 |  |  |  |  |  |  |  |  |  |
|  |  |  |  |  |  |  |  |  |  |
|  |  |  |  |  |  |  |  |  |  |
|  |  |  |  |  |  |  |  |  |  |
|  |  |  |  |  |  |  |  |  |  |
|  |  |  |  |  |  |  |  |  |  |
|  |  |  |  |  |  |  |  |  |  |
|  |  |  |  |  |  |  |  |  |  |

续上表

| 职业卫生管理方面内容：（需提供制定的文件） ||
|---|---|
| 职业卫生管理内容 | 制定及实施情况 |
| 职业病防治领导小组 | |
| 职业卫生管理组织机构的名称 | |
| 配备专职或者兼职的职业卫生专业人员的数量，有无办公场所 | |
| 职业病防治规划及实施方案 | |
| 职业卫生管理制度和操作规程 | |
| 工作场所职业病危害因素监测及评价制度 | |
| 职业病的危害告知情况 | |
| 主要负责人培训 | |
| 职业卫生培训 | |
| 职业健康监护制度 | |
| 职业病危害事故应急救援预案、设施及演练情况 | |
| 职业病危害警示标识及中文警示说明的设置状况 | |
| 职业病危害申报情况 | |
| 职业卫生档案管理 | |
| 职业健康监护管理（体检报告） | |
| 职业病危害防治经费 | |

**辅助卫生设施情况：**

厕所的设置情况：

| 部门名称 | 设置位置 | 厕所总数/个 ||| 厕所蹲位数/个 |||
|---|---|---|---|---|---|---|---|
| | | 男 | 女 | 合计 | 男 | 女 | 合计 |
| | | | | | | | |
| | | | | | | | |
| | | | | | | | |
| | | | | | | | |
| | | | | | | | |

盥洗室的设置情况：

| 部门名称 | 设置位置 | 盥洗室数量 | 盥洗室水龙头数量 |
|---|---|---|---|
| | | | |
| | | | |
| | | | |
| | | | |
| | | | |

续上表

| 食堂的位置： |||
|---|---|---|
| 淋浴室设置： | 男淋浴器数量　　个；女淋浴器数量　　个 ||
| 休息室设置： |||
| 医务室设置： |||
| 洗衣房设置： |||
| 更衣室情况： |||
| 部门名称 | 设置位置 | 更衣柜情况 |
|  |  |  |
|  |  |  |
|  |  |  |

调查时间：　　年　　月　　日　　　　　　　　　　委托单位陪同人

# 附录十二　职业健康检查资料汇总

| 序号 | 文件名称 | 状况 | 备注 |
| --- | --- | --- | --- |
| 1 | 现场职业危害因素检测报告 | | |
| 2 | 现场职业卫生调查表 | | |
| 3 | 职业健康检查委托协议 | | |
| 4 | 职业健康检查方案 | | |
| 5 | 人员工作安排表 | | |
| 6 | 职业健康检查总结报告（或评价报告） | | |
| 7 | 有毒有害作业工人健康监护卡 | | |
| 8 | 职业健康监护单位及职检医师资质 | | |
| 9 | 疑似职业病及职业禁忌证人员告知卡 | | |
| 10 | 疑似职业病报告卡（附送达、签收或回执） | | |
| 11 | 职业健康检查结果移送函（集体） | | |
| 12 | 职业健康检查结果签收函（个人） | | |
| 13 | 全部体检人员结果一览表 | | |
| 14 | 职业健康检查报告传真、电话通知登记表 | | |
| 15 | 职业健康检查报告邮寄申请审批表 | | |
| 16 | 职业健康检查报告更改审批表 | | |
| 17 | 其他协议应转交的资料 | | |

# 附录十三　职业健康检查总结报告

单位：
编号：

×× 职业健康检查机构
××××年××月

## 声 明

1. ××职业健康检查机构是经广东省卫生健康委备案,覆盖××职业病危害因素的职业健康检查机构,为用人单位与劳动者提供科学、严谨、优质、高效的服务。

2. 本报告除签名为手写外均为打印字体,无主检医生、审核人和签发人签名的,或涂改、未盖本单位职业健康检查专用章者均无效。

3. 用人单位对检查报告有异议的,可于收到检查报告之日起 10 日内向我院提出。

4. 本报告一式两份,一份交用人单位,一份由我院存档。

体检单位:××职业健康检查机构

| 报告参与人员 | | 职 称 | 签 名 |
|---|---|---|---|
| 项目负责人（编写人） | | | |
| | | | |
| 报告审核人 | | | |
| 报告签发人 | | | |

日期:　　年　　月　　日

# 前 言

（企业简介）

为贯彻执行国家法律法规，预防、控制和消除职业病危害，防治职业病，保护劳动者健康及其相关权益，根据《中华人民共和国职业病防治法》（2018年修订）和《用人单位职业健康监护监督管理办法》（国家安全生产监督管理总局令第49号，2012年施行）等中华人民共和国现行职业卫生法律、法规、规范、标准，受××公司的委托，××职业健康检查机构于××××年××月××日至××月××日对该公司接触有毒有害工种的××名在职员工进行在岗的职业健康检查，以了解各岗位有毒有害因素对在岗工人职业健康的影响情况。

××职业健康检查机构职业健康监护所接受委托后，成立了××公司××××年的职业病危害因素健康检查项目组，首先完成了前期的相关准备工作，让用人单位提供相关工作场所检测资料及员工对应岗位资料，组织科室专家对用人单位提供的工作场所职业病危害因素及对应人员岗位进行分析，主检医师制订体检工作实施方案；参照《职业健康检查管理办法》（2019年修订）及《职业健康监护技术规范》（GBZ 188—2014）、《放射工作人员健康要求及监护规范》（GBZ 98—2020）等的有关规定，依据不同岗位的危害因素进行相应的职业健康检查；各检查医师按各自检查的作业指导书规范操作，主检医师负责对整个职业健康检查工作的协调及总检，同时按照我院的《质量管理手册》做好质量控制。体检完成后主检医师负责对每个受检对象进行个体结论，撰写职业健康检查总结报告，解释体检报告，提供必要的健康咨询、答疑服务。同时做好相关报告的交接工作以及目标疾病的上报、体检资料整理和归档等后续工作。质量监督员应对信息的采集、职业健康检查过程、健康检查结果报告、总结报告等进行质量管理。

# 目 录

1 报告概述
 1.1 职业健康检查的依据
 1.2 职业健康检查目的
 1.3 职业健康检查对象
 1.4 职业健康检查类别
 1.5 职业健康检查方法
 1.6 职业健康检查程序
 1.7 质量控制
2 报告正文
 2.1 体检时间与地点
 2.2 检查对象分析
 2.3 检查项目分析
 2.4 检查结果分析
  2.4.1 目标疾病检查结果
  2.4.2 专科检查结果
 2.5 处理建议
  2.5.1 职业病专科建议
  2.5.2 普通专科建议
3 附件
 3.1 有毒有害作业人员健康监护卡
 3.2 检查结果附表
 3.3 术语解释及结果判定说明

# 1 报告概述

## 1.1 职业健康检查的依据

### 1.1.1 法律、法规及标准

(1)《中华人民共和国职业病防治法》(2018年修订)。

(2)《职业健康检查管理办法》(2019年修订)。

(3)《用人单位职业健康监护监督管理办法》(国家安全生产监督管理总局令第49号,2012年施行)。

(4)《职业健康监护技术规范》(GBZ 188—2014)。

(5)《职业健康检查质量控制规范(试行)》(2019年实施)。

(6)《放射工作人员健康要求及监护规范》(GBZ 98—2020)。

(7) 相关职业病诊断标准(选择当次体检有关的危害因素对应的标准):《职业性苯中毒诊断标准》(GBZ 68—2022)、《职业性尘肺病的诊断》(GBZ 70—2015)、《职业性噪声聋的诊断》(GBZ 49—2014)、《职业性慢性正己烷中毒的诊断》(GBZ 84—2017)、《职业性急性甲醇中毒的诊断》(GBZ 53—2017)、《职业性汽油中毒诊断标准》(GBZ 27—2024)、《职业性急性硫化氢中毒诊断标准》(GBZ 31—2002)、《职业性急性氨中毒的诊断》(GBZ 14—2015)、《职业性急性一氧化碳中毒诊断标准》(GBZ 23—2024)、《职业性牙酸蚀病的诊断》(GBZ 61—2015)、《职业性接触性皮炎的诊断》(GBZ 20—2019)、《职业性皮肤病的诊断 总则》(GBZ 18—2013)、《职业性哮喘的诊断》(GBZ 57—2019)、《职业性中暑的诊断》(GBZ 41—2019)。

(8)《公务员录用体检操作手册(试行)》(2013年修订)。

### 1.1.2 基础依据

用人单位××公司提供的××××年工作场所职业病危害因素检测资料,员工对应职业病危害因素岗位、总工龄、接害工龄等信息一览表,职业健康检查委托协议等相关资料。

## 1.2 职业健康检查目的

(1) 早期发现职业病、职业健康损害和职业禁忌证。

(2) 跟踪观察职业病及职业健康损害的发生、发展规律及分布情况。

(3) 评价职业健康损害与作业环境中职业病危害因素的关系及危害程度。

(4) 识别新的职业病危害因素和高危人群。

(5) 进行目标干预,包括改善作业环境条件,改革生产工艺,采用有效的防护设施和个人防护用品,对职业病患者及疑似职业病和有职业禁忌证人员的处理与安置等。

(6) 评价预防和干预措施的效果。

(7) 为制定或修订卫生政策和职业病防治对策服务。

## 1.3 职业健康检查对象

××公司接触化学物(主要是苯、甲苯、二甲苯、氨、硫化氢、二氧化硫、二硫化碳、一氧化碳、汽油、甲醇、甲醛、酸雾或酸酐等职业病危害因素)的在岗员工。

### 1.4 职业健康检查类别

本次职业健康检查均为××××年度的职业健康在岗期间检查，其他上岗前体检、离岗时体检等均不列入本次统计总结范围。

### 1.5 职业健康检查方法

根据监护的种类和不同的职业病危害因素及其目标疾病，确定具体的医学检查方法和检查指标。主检医生依据各受检员工不同岗位的危害因素制订对应的职业健康检查必检项目，并根据《职业健康监护技术规范》（GBZ 188—2014）有关职业健康监护方法和检查指标的基本原则不同情况提出建议增加检查指标。各检查医师按各自检查的作业指导书规范操作，出具检查结果，主检医师依据体检结果负责对每个受检对象进行个体结论，并对全体受检员工检查结果进行总结，编写职业健康检查总结报告。

### 1.6 职业健康检查程序

#### 1.6.1 准备阶段

主要工作为接受用人单位单位委托、签订职业健康检查工作协议、收集和研读用人单位提供的职业病危害因素现场检测资料及员工岗位及对应职业病危害因素资料，开展初步职业卫生现场询问调查、确认项目负责人及体检方案，并对方案进行主任审核，确定质量控制要点等。

#### 1.6.2 实施阶段

依据体检方案到现场进行职业健康检查工作，各辅助科室做好相应的辅助检查，检验科室对检验项目进行检验，并对职业健康检查结果进行分析。

#### 1.6.3 报告编制与签发阶段

现场职业健康检查工作完成后，项目负责人收集相关数据，主检医生对阳性结果进行分析，并对目标疾病检出情况进行总结，针对职业病危害因素与阳性结果，提出对策和建议，完成总结报告书的编制。上一级医师对报告书进行审核、修改；授权人对报告进行签发。

### 1.7 质量控制

本职业健康检查总结报告按××职业健康检查机构质量控制体系进行质量控制。

（1）所有医务人员具有相关专业的技术职称和工作经验，持证上岗。

（2）职业健康检查全过程，依从××职业健康检查机构《职业健康检查作业指导书》进行相应操作。

（3）报告中的评价依据我国现行法律、法规、规章、标准与规范。

（4）报告结论客观、真实。

职业健康检查工作流程见图1。

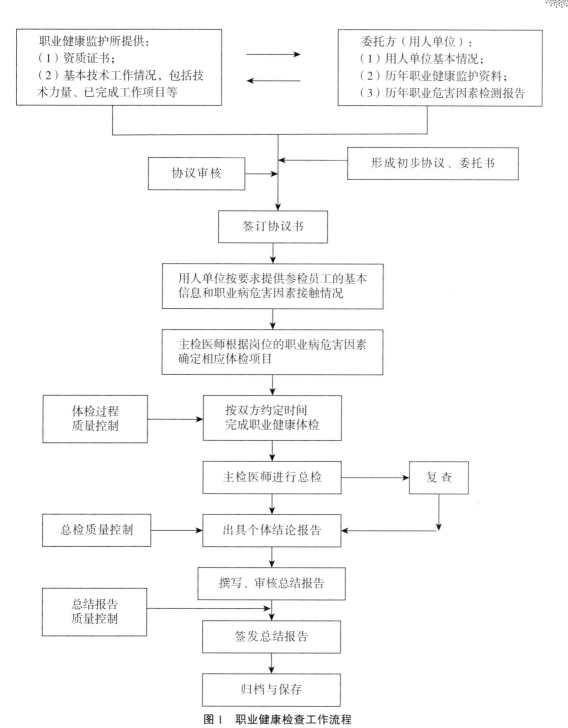

图 1 职业健康检查工作流程

## 2 报告正文

### 2.1 体检时间与地点

为了解××公司员工在从事职业病危害因素作业中的职业健康状况,并贯彻落实《中华人民共和国职业病防治法》,受××公司委托,我院于××××年××月××日至××月××日到××公司对该公司接触有毒有害工种的××名在岗员工进行在岗期间职业健康检查,以了解各岗位有毒有害因素对在岗工人职业健康的影响情况。

### 2.2 检查对象分析

××公司本次体检应检人数为××名,实检人数××名(包括男××人,女××人),其中接触有毒有害作业人数××名(受检率为××%)。员工接触职业病危害因素及职业健康检查人数情况由该公司提供。

按用人单位提供的工作场所职业病危害因素检测资料及对应岗位人员资料,××公司操作工接触化学物(主要是苯、甲苯、二甲苯、××)、高温、噪声、硅尘(含白土)、煤尘、其他无机粉尘(氧化铝、焦炭、催化剂、石油焦、石膏)、电离辐射等职业病危害因素(如有),各岗位对应危害因素人员等见协议,其人员及危害因素情况分布见附件1。

### 2.3 检查项目分析

××公司主要职业病危害因素为苯、甲苯、二甲苯、氨、硫化氢、二氧化硫、二硫化碳、一氧化碳、汽油、甲醇、甲醛、酸雾或酸酐等,按《职业健康检查管理办法》(2019年修订)、《放射工作人员健康要求及监护规范》(GBZ 98—2020)及《职业健康监护技术规范》(GBZ 188—2014)的规定,根据各个具体岗位按实际接触的职业危害因素进行制定体检项目。

本次职业健康检查的项目有内外科、五官科、皮肤科;实验室检查有血常规检查五分类、尿液分析、肝功能检查13项、甲状腺功能7项、网织红细胞;物理检查有心电图检查,肝、胆、脾B超检查,DR胸片,粉尘作业加做肺功能检查,噪声作业加做纯音测听测试,甲醇及电离辐射加做晶体眼底检查。放射人员按国家规定做相应放射人员职业健康检查项目,加做微核、微核+染色体、甲状腺B超。应企业的要求,全部职工加做××项目等。

### 2.4 检查结果分析

#### 2.4.1 目标疾病检查结果

2.4.1.1 疑似职业病检出情况:①本次检查未发现疑似职业患者员。②本次发现疑似职业病情况。

2.4.1.2 职业禁忌证检出情况:本次检查发现职业禁忌证人员情况。

#### 2.4.2 专科检查结果

2.4.2.1 体格检查阳性结果。

主要有血压偏高××人(占受检人数的××%),其中收缩压偏高有××人(占受检人数的××%),舒张压偏高有××人(占受检人数的××%)。咽炎有××人(占受检人数的××%)等内容。

2.4.2.2 心电图检查阳性结果。

心电图检查异常主要体现在窦性心动过缓（或伴不齐），共有××人，阳性率为××%，另有窦性心动过速××人等。

2.4.2.3 B 超检查阳性结果。

B 超检查发现脂肪肝××人（占受检人数的××%），胆囊息肉××人（××%）等。

2.4.2.4 纯音听阈测试检查阳性结果。

本次纯音听阈测试检查共检查××人；共检出高频听阈提高××人（占受检人数的××%），其中××例语频（较好耳）平均听阈大于 25 dB HL，××例双耳高频平均听阈大于（或等于）40 dB HL；单耳（或双耳）传导性听力损失××人，单耳（或双耳）混合性听力损失××人。

2.4.2.5 DR 胸片检查阳性结果。

胸片检查发现双肺纹理增多或增粗××人（占受检人数的××%），检出××人有陈旧性肺结核（灶），检出××人有胸膜粘连或增厚。

2.4.2.6 肺功能检查阳性结果。

本次共检查××人；发现肺通气功能轻度减退××人（占受检人数的××%）；肺通气功能中度减退××人；小气道功能轻度异常××人（占受检人数××%）；小气道功能中度异常××人。

2.4.2.7 实验室检查阳性结果。

其中血白细胞计数>$10.0×10^9$/L 有××人；白细胞计数<$4.0×10^9$/L 有××人；中性粒细胞绝对值偏低（中性粒细胞绝对值<$2.0×10^9$/L）××人；肝功能检查偏高（谷丙转氨酶水平>50 IU/L）有××人；谷丙转氨酶水平≥100 IU/L 的有××人。

尿常规 11 项检查结果：尿隐血（+）以上（含）的有××人，尿白细胞（+）以上（含）的有××人，尿蛋白（+）以上（含）的有××人。

2.5 处理建议

**2.5.1 职业病专科建议**

2.5.1.1 疑似职业病处理建议（根据具体异常填写）。

（1）本次检查未发现相应危害因素疑似职业患者员，建议定期进行职业健康检查，继续做好职业病的防治工作。

（2）发现疑似尘肺病（疑似人员情况），建议及时妥善安排向职业病诊断机构提请职业病诊断。

对疑似职业病患者，用人单位应在 30 日内妥善安排进行职业病诊断，并及时向当地卫生行政部门报告。

2.5.1.2 职业禁忌证处理建议。

本次检查发现×名噪声作业职业禁忌证人员（×××），建议将其调离噪声岗位（详见附表2）。

2.5.1.3 职业健康综合分析（最好对个体体检异常结果如目标疾病或其他阳性率特高的与职业有关的指标，结合工作场所职业病危害因素检测资料进行分析，提出相应的干预措施和建议等）。

如全厂员工（包括非苯接触人员）血常规检查中白细胞低于 $3.5×10^9/L$ 的共有××人（占受检人数的××%），其中××人是采样岗位员工，另××人来自不同岗位；上年度现场职业病危害因素检测资料提示共有×个点空气中检测出有苯（均小于国家标准，属于合格范围），其中有×个点便是采样口。建议企业加强全厂苯的监测与控制，特别对可能有苯泄漏（如采样口）的地方加强监控，防止采样及检测过程中气体的泄漏；采样员采样时佩戴活性炭防毒口罩，防止吸入有毒气体。

结合××公司现场监测情况，该公司主要的有害因素为粉尘、噪声，另现场还有苯、高温的存在，对有粉尘接触的工人应加强监护，除建议加强自己身体锻炼外，还应加强防尘面罩的使用；同时，职业健康监护还是要对噪声岗位进行重点监护。本次纯音听阈测试共检查××人，其中高频听阈提高（单耳或双耳）的人员比例较去年有所降低，其中有××%的人员高频平均听阈超过（或等于）40 dB HL。总体上听力检查情况与往年检查基本持平，建议继续对噪声作业岗位进行重点监护；对体检中发现的职业禁忌人员一定严格进行调岗，在对应职业禁忌证未治愈之前，保证其不接触噪声环境，防止职业病的发生。对所有接触噪声作业人员，一定要做好个人听力防护。完善个体防护用品管理措施，定期进行听力保护知识培训，检查护耳器使用情况，确保听力保护效果，并按国家规定定期进行听力测试。

而对苯作业岗位的工人，除加强现场苯浓度的监测外，必要时对有苯来源的特殊岗位的员工进行个人剂量监测，如发现有血白细胞或中性粒细胞绝对值偏低的工人，严格按职业健康监护中的有关规定，进行追踪复查、观察或调岗，必要时进行诊治。

2.5.1.4 告知提醒。

若本次检查尚有人未参加职业健康检查，按国家规定应组织他们补检。如果在工作岗位上还有其他未进行健康监护的职业危害因素的，也建议到有相应资质的单位进行检查。

按国家规定，本次职业健康检查结果应告知工人，请及时将检查结果告知工人，并按有关规定做好后续处理工作。完善职业卫生管理工作：建议企业加强员工培训，每年制订培训计划，明确培训时间、培训大纲、教材等，定期进行培训效果评估，并将培训资料、考核结果等归入职业卫生档案。

2.5.2 普通专科建议

2.5.2.1 一般疾病的处理与建议。

上呼吸道疾病（咽炎、鼻炎、扁桃体肿大）患病率较高，应加强个人卫生，增强体质，必要时配合适当的药物治疗。对外耳道炎、慢性化脓性中耳炎要进行治疗。对血压偏高且复查后仍偏高者建议降压治疗。同时，对脂肪肝员工并有血脂高者建议降脂治疗。建议职工饭堂继续增加粗粮、蔬菜、水果，减少油脂及煎炸食物；同时个人加强体育锻炼，减少脂肪的积累。

2.5.2.2 临床检验结果异常处理。

对本次体检中转氨酶升高者应进行复查，复查后仍高者应专科诊治；对谷丙转氨酶偏高者，建议注意休息，必要时进行降酶治疗。对尿酸偏高者建议低嘌呤饮食，少吃动物内脏（肝、肾、骨髓）及沙丁鱼、蟹、虾、菠菜、大肠、香肠等，低脂饮食，建议定期复查，结合临床，必要时专科治疗。对甲状腺功能异常者建议复查，必要时内分泌专科诊治。对尿隐血（+）、尿白细胞（+）、尿蛋白质（+）及以上者，建议复查尿常规检查,必要时专科诊治。甲状腺功能异常者,建议至内分泌科诊治;所有受检员工个体检查意见表见附件2表10。

## 3. 附件

### 3.1 附件1 有毒有害作业人员健康监护卡(表1)

表1 有毒有害作业人员健康监护卡(必有)

| 监测单位:××职业健康检查机构 | 监测单位编码: |
|---|---|
| 用人单位:××公司 | 用人单位编码: |

一、用人单位信息:
1. 通信地址:××公司
2. 邮编:××××
3. 联系人:×××
4. 电话:××××
5. 经济类型:
6. 行业:
7. 企业规模 1 大□ 2 中□ 3 小□ 4 不详□
8. 职工总人数××人,生产工人数××,接触有毒有害作业人数××。

二、职业健康监护情况

| 职业危害因素名称 | 接触人次 | 应检人次 | 实检人次 | 疑似职业病人数 | 调离人数 | 禁忌证人数 |
|---|---|---|---|---|---|---|
| 苯 | | | | | | |
| 噪声 | | | | | | |
| 粉尘 | | | | | | |
| 其他人员 | | | | | | |

注:接触人次和应检人次为用人单位自报;员工接触职业病危害因素有交叉

### 3.2 附件2 检查结果附表(表2-表10)

表2 个体结论评价情况(必有)

| 个体评价结论 | 检出人数/人 | 占受检人数的百分比 |
|---|---|---|
| 目前未见异常 | | |
| 复查 | | |
| 疑似职业病 | | |
| 职业禁忌证 | | |
| 其他疾病或异常 | | |

**表3　疑似职业患者员名单（如有）**

| 姓名 | 性别 | 年龄/岁 | 危害因素 | 结论 | 相关检查结果 | 处理意见 |
|---|---|---|---|---|---|---|
|  |  |  |  |  |  |  |
|  |  |  |  |  |  |  |

**表4　职业禁忌证人员名单（如有）**

| 姓名 | 性别 | 年龄/岁 | 危害因素 | 结论 | 相关检查结果 | 处理意见 |
|---|---|---|---|---|---|---|
|  |  |  |  |  |  |  |
|  |  |  |  |  |  |  |

**表5　肝功能检查指标偏高人员名单**

| 体检号 | 姓名 | 性别 | 年龄/岁 | 危害因素 | 谷丙转氨酶（ALT） | 谷草转氨酶（AST） | 肝脏B超 |
|---|---|---|---|---|---|---|---|
|  |  |  |  |  |  |  |  |
|  |  |  |  |  |  |  |  |
|  |  |  |  |  |  |  |  |

注：ALT/AST≥100 IU/L为肝功能检查指标偏高。肝功能检查指标偏高人员建议注意休息，专科治疗后复查肝功能检查。

**表6　心电图重要异常人员名单**

| 体检号 | 工号 | 姓名 | 性别 | 年龄/岁 | 危害因素 | 心电图 |
|---|---|---|---|---|---|---|
|  |  |  |  |  |  |  |
|  |  |  |  |  |  |  |
|  |  |  |  |  |  |  |

注：心电图重要异常人员建议劳逸结合，定期复查心电图，并依各自临床症状，必要时专科诊治。

**表7　血糖偏高人员名单**

| 体检号 | 工号 | 姓名 | 性别 | 年龄/岁 | 危害因素 | 部门 | 血糖/mmol·L$^{-1}$ |
|---|---|---|---|---|---|---|---|
|  |  |  |  |  |  |  |  |
|  |  |  |  |  |  |  |  |
|  |  |  |  |  |  |  |  |

注：血糖≥11.1 mmol/L为血糖偏高。血糖偏高人员建议复查空腹血糖，必要时专科降糖治疗。

## 表8 常规检查及物理检查阳性结果统计（必有）

（既往年度若有则填写，无则删除该列）

| 检查项目 | ××××年 | | ××××年 | | 备注（×× ××年） |
|---|---|---|---|---|---|
| | 检出人数 | 阳性率 | 检出人数 | 阳性率 | |
| **血压** | | | | | |
| 舒张压偏高 | | | | | |
| 收缩压偏高 | | | | | |
| **内外五官科检查** | | | | | 人受检 |
| 咽炎 | | | | | |
| 鼻炎 | | | | | |
| 双眼红绿色盲/色弱 | | | | | |
| 晶体混浊 | | | | | |
| **心电图检查** | | | | | 人受检 |
| 室性心动过速 | | | | | |
| ST或T波异常 | | | | | |
| 房室传导阻滞 | | | | | |
| **彩色B超（肝胆脾）** | | | | | 人受检 |
| 脂肪肝 | | | | | |
| 胆囊息肉 | | | | | |
| 胆囊结石/肝内胆管结石 | | | | | |
| 肝血管瘤 | | | | | |
| 肝（多发）囊肿 | | | | | |
| **彩色B超（泌尿系）** | | | | | 人受检 |
| 肾（多发）结石 | | | | | |
| 肾（多发）囊肿 | | | | | |
| **X射线胸片检查** | | | | | 人受检 |
| 肺纹理增多增粗紊乱 | | | | | |
| 陈旧性肺结核 | | | | | |
| 纤维条索灶伴胸膜增厚粘连 | | | | | |
| **纯音听阈测试** | | | | | 人受检 |
| 高频听阈提高 | | | | | |
| 单耳轻度传导性听力损失 | | | | | |
| 语频听阈提高 | | | | | |

### 表9 化验室检查阳性结果统计（必有）
（既往年度若有则填写，无则删除该列）

| 检查项目 | ××××年 | | ××××年 | | 备注（××××年） |
| --- | --- | --- | --- | --- | --- |
| | 检出人数 | 阳性率 | 检出人数 | 阳性率 | |
| **血常规检查** | | | | | 人受检 |
| 白细胞偏高 | | | | | |
| 白细胞偏低 | | | | | |
| 血红蛋白偏低 | | | | | |
| 血小板偏低 | | | | | |
| 血小板偏高 | | | | | |
| 中性粒细胞绝对值偏低 | | | | | |
| **肝功能检查** | | | | | 人受检 |
| 谷丙转氨酶偏高 | | | | | |
| 谷草转氨酶偏高 | | | | | |
| **生化项目检查** | | | | | 人受检 |
| 尿酸偏高 | | | | | |
| 血糖偏高 | | | | | |
| 甘油三酯偏高 | | | | | |
| 胆固醇偏高 | | | | | |
| 甲状腺功能异常 | | | | | |
| **尿常规检查** | | | | | 人受检 |
| 尿蛋白（+）及以上 | | | | | |
| 尿隐血（+）及以上 | | | | | |
| 尿白细胞（+）及以上 | | | | | |
| 尿酮体（+）及以上 | | | | | |

### 表10 所有人员体检结果
（人数多时可见电子表格）

| 序号 | 体检号 | 姓名 | 性别 | 年龄（岁） | 结果 | 结论 | 处理意见 |
| --- | --- | --- | --- | --- | --- | --- | --- |
| 1 | | | | | | | |
| 2 | | | | | | | |
| 3 | | | | | | | |
| 4 | | | | | | | |

续表10

| 序号 | 体检号 | 姓名 | 性别 | 年龄（岁） | 结果 | 结论 | 处理意见 |
|---|---|---|---|---|---|---|---|
| 5 | | | | | | | |
| 6 | | | | | | | |
| 7 | | | | | | | |
| 8 | | | | | | | |
| 9 | | | | | | | |
| 10 | | | | | | | |
| 11 | | | | | | | |
| 12 | | | | | | | |
| 13 | | | | | | | |
| 14 | | | | | | | |
| 15 | | | | | | | |
| 16 | | | | | | | |

### 3.3 附件3 术语解释及结果判定说明（必有）

1）职业病：是指企业、事业单位和个体经济组织等用人单位的劳动者在职业活动中，因接触粉尘、放射性物质和其他有毒、有害因素而引起的疾病。

2）疑似职业病：指现有接触证据或医学证据尚不能确定接触职业病危害因素的劳动者所患疾病是否是职业病，依法应当妥善安排进行职业病诊断的一种暂时的疑似疾病状态。

疑似职业病界定：医疗机构对符合下列任一条件的，可界定为疑似职业病：①依据职业病诊断标准，为明确诊断认为需要进入职业病诊断程序，做进一步医学观察、诊断性治疗或因果关系判定的；②急性职业病危害事件处理时出现的疑似病例；③同一工作环境中已发现确诊的职业病患者，同一时期其他劳动者出现有相似客观表现的疾病；④在同一工作环境中，同时或短期内发生两例或两例以上特异性健康损害表现相同或相似病例，病因不明确，又不能以常见病、传染病、地方病等群体性疾病解释的。

疑似职业病处理：应当在30日内妥善安排进行职业病诊断。

3）职业禁忌证：劳动者从事特定职业或者接触特定职业病危害因素时，比一般职业人群更易于遭受职业病危害和罹患职业病或者可能导致原有自身疾病病情加重，或者在作业过程中诱发可能导致对他人生命健康构成危险的疾病的个人特殊生理或病理状态。

职业禁忌证处理：应当调离原工作岗位。

4）个体结论。

根据职业健康检查结果，对劳动者个体的体检结论可分为以下5种：

(1) 目前未见异常——本次职业健康检查各项检查指标均在正常范围内。

(2) 复查——检查发现与目标疾病相关的单项或多项异常，需要复查确定者，用人单位应按照复查时间安排复查。如未在规定时限内安排复查，职业健康检查机构将按照已有的体检结果作出判定，并由用人单位承担相应法律后果。

(3) 疑似职业病——检查发现可能患有职业病的，用人单位应安排疑似职业病患者到职业病诊断机构进行明确诊断。

(4) 职业禁忌证——检查发现有职业禁忌证的，用人单位应将职业禁忌证劳动者调离原职业危害工作岗位。

(5) 其他疾病或异常——除目标疾病之外的其他疾病或某些检查指标的异常。

5) 职业健康检查目标疾病（示例，需对应本次体检的危害因素）。

(1) 苯及苯系物在岗期间职业健康检查目标疾病。

A. 职业病：①职业性慢性苯中毒［见《职业性苯中毒诊断标准》（GBZ 68—2022）］；②职业性苯所致白血病［见《职业性肿瘤的诊断》（GBZ 94—2017）］。

B. 职业禁忌证：造血系统疾病。

(2) 噪声作业在岗期间职业健康监护目标疾病。

A. 职业病：职业性噪声聋［见《职业性噪声聋的诊断》（GBZ 49—2014）］。

B. 职业禁忌证：①除噪声外各种原因引起的永久性感音神经性听力损失（500 Hz、1000 Hz 和 2000 Hz 中任一频率的纯音气导听阈>25 dB）；②任一耳传导性耳聋，平均语频听力损失≥41 dB；③噪声敏感者（上岗前职业健康体检纯音听力检查各频率听力损失均≤25 dB，但噪声作业 1 年之内，高频段 3000 Hz、4000 Hz、6000 Hz 中任一耳、任一频率听阈≥65 dB）。

(3) 粉尘作业在岗期间职业健康检查目标疾病。

A. 职业病：尘肺病。

B. 职业禁忌证：①活动性肺结核病；②慢性阻塞性肺病；③慢性间质性肺病；④伴肺功能损害的疾病。

(4) 高温作业职业健康监护目标疾病。

职业禁忌证：①未控制的高血压；②慢性肾炎；③未控制的甲状腺功能亢进症；④未控制的糖尿病；⑤全身瘢痕面积≥20%；⑥癫痫。

(5) 放射工作人员的健康要求［见《放射工作人员健康要求及监护规范》（GBZ 98—2020）］。

A. 基本原则：放射工作人员应具备在正常、异常或紧急情况下，都能准确无误地履行其职责的健康条件。

B. 健康要求：①神志清晰，精神状态良好，无认知功能障碍，语言表达和书写能力未见异常；②内科、外科和皮肤科检查未见异常，不影响正常操作；③裸眼视力或矫正视力不应低于 4.9，无红绿色盲；耳语或秒表测试无听力障碍；④造血功能未见明显异常，参考细胞分析（静脉血仪器检测）结果，白细胞和血小板不低于参考区间下限值；⑤甲状腺功能未见明显异常；⑥外周血淋巴细胞染色体畸变率和微核率在正常参考值范围内。

C. 不应从事放射工作的指征：①严重的视力、听力障碍；②严重和反复发作的疾病，使之丧失部分工作能力，如：严重造血系统疾病，恶性肿瘤，慢性心肺疾患导致心肺功能明显下降，未能控制的癫痫和暴露部位的严重皮肤疾病等；③未完全康复的放射性疾病。

# 附录十四 职业健康监护评价报告

单位名称：
时　间：××××——××××年

## 1　总论

### 1.1　项目背景

（企业简介）

××公司于××年××月开工建设，××年××月开始试运行。从××××年起一直由××职业病防治院承担其年度职业健康体检工作，为了总结、分析和评价劳动者职业健康损害与工作场所接触职业病危害因素的关系及关联程度，识别新的职业病危害因素和高危人群，以便在此基础上提出合理的、可行的职业卫生技术改进措施和管理对策，为该公司职业卫生管理提供可靠依据。根据《中华人民共和国职业病防治法》等相关规定，××公司于××××年××月委托××职业病防治院在××××年职业健康体检结束后进行××××—××××年职业健康监护评价。

××职业病防治院接受委托后，成立项目评价小组，完成相关的前期工作，并编制了评价方案。××职业病防治院根据××××—××××年的职业健康检查情况，结合现场职业危害因素检测报告、职业病危害因素岗位分布以及防护用品使用等资料，分析劳动者健康损害和职业危害因素的关系及导致发生职业病的可能，预测健康损害的发展趋势，提出综合的防范建议，并编制完成本评价报告。

### 1.2　评价依据

#### 1.2.1　法律、法规、规章

（1）《中华人民共和国职业病防治法》（主席令第60号），2002年5月1日起施行，主席令第52号，2018年12月29日修正实施。

（2）《中华人民共和国劳动合同法》（主席令第65号），2008年1月1日起施行，主席令第73号，2013年7月1日修正实施。

（3）《中华人民共和国尘肺病防治条例》（国务院令第105号），1987年12月3日起施行。

（4）《女职工劳动保护特别规定》（国务院令第619号），2012年4月28日起施行。

（5）《危险化学品安全管理条例》（国务院令第591号），2011年12月1日起施行，2013年12月7日修正实施。

（6）《使用有毒物品作业场所劳动保护条例》（国务院令第352号），2002年5月12日施行。

（7）《工作场所职业卫生监督管理规定》（国家安全生产监督管理总局令第47号），

2012年6月1日施行。

（8）《用人单位职业健康监护监督管理办法》（国家安全生产监督管理总局令第49号），2012年6月1日施行。

（9）《国家卫生健康委办公厅关于公布建设项目职业病危害风险分类管理目录的通知》（国卫办职健发〔2021〕5号）。

（10）《放射工作人员职业健康管理办法》（卫生部令第55号），2007年11月1日施行。

（11）《职业健康检查管理办法》（国家卫生健康委员会令第2号），2019年2月28日修正实施。

1.2.2　技术规范和标准

（1）《职业病分类和目录》（国卫疾控发〔2013〕48号）。

（2）《高毒物品目录》（卫生部卫法监发〔2003〕142号）。

（3）《工作场所有害因素职业接触限值　第1部分：化学有害因素》（GBZ 2.1—2019）。

（4）《工作场所有害因素职业接触限值　第2部分：物理因素》（GBZ 2.2—2007）。

（5）《职业性噪声聋的诊断》（GBZ 49—2014）；《放射工作人员健康要求及监护规范》（GB 98—2020）；《职业性苯中毒诊断标准》（GBZ 68—2022）；《职业性尘肺病的诊断》（GBZ 70—2015）；《职业性急性硫化氢中毒诊断标准》（GBZ 31—2002）；《职业性急性氨中毒的诊断》（GBZ 14—2015）。

（6）《工作场所职业病危害警示标识》（GBZ 158—2003）。

（7）《职业健康监护技术规范》（GBZ 188—2014）。

（8）《高毒物品作业岗位职业病危害告知规范》（GBZ/T 203—2007）。

（9）《高毒物品作业岗位职业病危害信息指南》（GBZ/T 204—2007）。

（10）《职业卫生名词术语》（GBZ/T 224—2010）。

（11）《用人单位职业病防治指南》（GBZ/T 225—2010）。

（12）《呼吸防护用品的选择、使用与维护》（GB/T 18664—2002）。

（13）《个体防护装备配备规范》（GB 39800—2020）。

（14）《护听器的选择指南》（GB/T 23466—2009）。

1.2.3　基础文件

（1）职业健康检查委托协议（含职业健康监护评价委托协议）。

（2）企业提供的职业危害因素现场监测报告。

1.3　评价目的

（1）贯彻落实《中华人民共和国职业病防治法》（2018年修订）及国家有关法律、法规、规章、标准和产业政策，从趋势上预防、控制和降低职业病危害，防治职业病，保护劳动者健康及其相关权益。

（2）追踪观察职业病及职业健康损害的发生、发展规律及分布情况。

（3）评价职业健康损害与作业环境中职业病危害因素的关系及危害程度，识别新的职业病危害因素和高危人群。

（4）进行目标干预，包括改善作业环境条件，改革生产工艺，采用有效的防护设施和个人防护用品，对职业病患者及疑似职业病和有职业禁忌证人员的处理与安置等。

（5）评价预防和干预措施的效果，为制定或修订卫生政策和职业病防治对策服务。

### 1.4 评价范围

本项目对××××公司××××—××××年期间每年的职业健康体检的结果进行汇总和对比，结合这××年现场危害因素检测及现场防护用品使用情况，综合分析职业健康损害趋势。范围包括接触××产品的化学物（主要为氨等）、噪声、高温等职业危害因素的全体在职员工，对以上职业危害因素对工人健康造成的影响进行分析、评价，并提出相应的防范措施。

### 1.5 评价方法

通过收集××××—××××年职业健康检查、工作场所职业病危害因素检测报告、职业病危害因素岗位分布、职业病危害防护设施设置和运行情况、个人防护用品的配备及使用等相关资料，以及调查该公司职业健康监护制度及执行情况、职业病危害告知及培训情况、职业健康监护档案及档案管理情况、历年职业禁忌证、疑似职业病和职业病患者的处置情况，采用职业流行病学调查法、经验法、风险评估法和统计学分析等方法进行综合分析与评价，重点分析与评价劳动者职业健康损害与职业病危害因素接触水平之间的关联性和相关程度，并提出干预措施等建议。

### 1.6 质量控制

本评价按××职业病防治院质量控制体系进行质量控制，××职业病防治院通过了ISO/IEC17025实验室现场评审，并获得中国实验室国家认可委员会认可（CNAS No.××××）；同时××职业病防治院也是计量认证合格单位，证书编号：×××××××××××。

#### 1.6.1 评价人员

评价人员具有相关专业的技术职称和工作经验，均持主检医师证上岗。

#### 1.6.2 评价过程

评价过程依从《职业健康监护技术规范》（GBZ 188—2014）等有关规定。

#### 1.6.3 评价依据

评价依据为我国现行的法律、法规、规章、标准和规范。

#### 1.6.4 评价结论

评价结论做到客观、真实。

#### 1.6.5 职业健康监护评价报告流程及质量控制措施（图1）

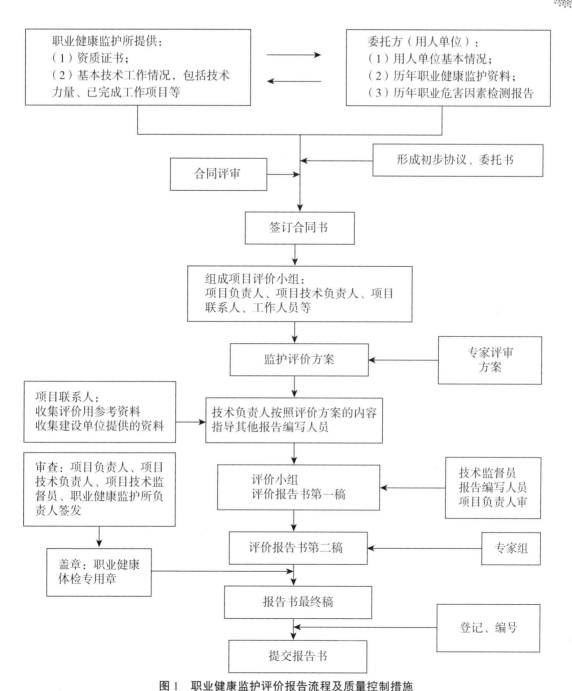

图 1 职业健康监护评价报告流程及质量控制措施

## 2 评价内容

### 2.1 职业健康监护基本情况

#### 2.1.1 各工作岗位存在的各种职业病危害因素及相应接触人数（表1）

表1 各岗位职业危害因素、人数及防护用品

| 部门 | 岗位 | 职业病危害因素名称 | 接触方式 | 总人数（女工人数） | | | 个体防护用品 |
|---|---|---|---|---|---|---|---|
| | | | | ×× | ×× | ×× | |
| | | | | | | | |
| | | | | | | | |

#### 2.1.2 历年职业健康检查情况

××××年职业健康检查总人数××名，在岗接触有毒有害作业人数××名；××××年职业健康检查总人数××名，接触有毒有害作业人数××名；××××年职业健康检查总人数××名。

××公司综合接触化学物（主要是氨等化合物）、噪声、高温等有毒有害因素，按卫生部《职业健康检查管理办法》（2019年修订）、《放射工作人员职业健康管理办法》（卫生部令第55号，2007年施行）及《职业健康监护技术规范》（GBZ 188—2014）的规定，各个具体岗位按实际接触的职业危害因素进行体检，历年职业健康检查的基本项目有内外科、五官科、皮肤科；实验室检查有血常规检查五分类、尿液分析、肝功能检查××项、血糖；物理检查有心电图、肝胆脾B超。粉尘作业加做DR胸片、肺功能检查；噪声作业加做纯音听阈测试检查；放射作业人员按国家规定做相应的检查项目，上岗前及离岗加做染色体畸变分析；酚作业人员加做网织红细胞检查。

××××—××××年主要职业病危害因素接触人数及受检率及职业健康检查发现疑似职业病、职业禁忌证情况见表2和表3。

表2 ××××—××××年主要职业病危害因素接触人数及受检率

| 职业危害因素名称 | ××××年 | | ××××年 | | ××××年 | |
|---|---|---|---|---|---|---|
| | 接触人数 | 受检率 | 接触人数 | 受检率 | 接触人数 | 受检率 |
| | | | | | | |
| | | | | | | |

注：各工种人员接触上述危害因素存在交叉接触（包含）。

表3 ××××—××××年职业健康检查发现疑似职业病、职业禁忌证情况

| 职业危害因素名称 | ××××年 | | ××××年 | | ××××年 | |
|---|---|---|---|---|---|---|
| | 疑似职业患者数 | 职业禁忌证人数 | 疑似职业患者数 | 职业禁忌证人数 | 疑似职业患者数 | 职业禁忌证人数 |
| | | | | | | |
| | | | | | | |

2.1.3 职业健康监护管理的基本情况

××公司建立了较完善的职业健康监护及其档案管理制度，其职业健康监护管理工作由××中心负责，配备××名专职职业卫生管理人员，具体工作如下：

（1）贯彻执行国家的职业病防治方针政策、法律法规和公司各项职业卫生管理制度。

（2）负责职业健康管理体系的建设、实施和审核工作。

（3）负责职业卫生专业管理工作，建立健全各项职业卫生管理制度及职业卫生档案，并监督落实。

（4）负责对建设项目的职业卫生"三同时"工作进行审查，并监督落实。

（5）负责公司员工的职业健康管理，组织职业健康体检，建立员工职业健康监护档案。

（6）负责组织应急急救工作，在现场发生有毒、窒息气体意外应急事故时开展院前急救及转运工作，参与指导有毒气体泄漏事故处理。

（7）负责防暑降温和保健管理，监督职业病防护用品管理，对职业病防护用品的选型、配备、使用提出职业健康专业要求，对气防设施、器材进行监督检查，确保设备完好。

（8）参与对职业病事故的调查处理，开展与职业病有关的评估工作、与职业卫生外部监测有关的工作及作业场所职业卫生检测和评价工作。

（9）监督指导公司职业卫生培训、气防急救培训，参与气防与急救演练。

（10）负责公司职业健康管理系统数据审核、定期评估、体系自评。

（11）负责职业病危害项目申报、备案。

（12）负责与政府和上级公司沟通职业卫生信息，协调职业卫生管理事项。

2.2 职业健康损害人群

（1）××××—××××年与接触职业病危害因素相关的异常指标和临床常见异常指标的岗位分布见表4。

表4 异常指标人员以及岗位分布

| 异常指标 | ××××年 | | ××××年 | | ××××年 | |
| --- | --- | --- | --- | --- | --- | --- |
| | 参检人数（检出率） | 岗位分布 | 参检人数（检出率） | 岗位分布 | 参检人数（检出率） | 岗位分布 |
| | | | | | | |
| | | | | | | |

（2）与接触职业病危害因素相关的异常指标岗位分布及指标异常率见表5。

从表5可以看出，××××—××××年，××部××作业人员××检查结果的异常率比往年有所提高，其余××个部门××作业人员××检查结果的异常率均呈下降趋势。建议对××部××异常率较高进行查因，加强防护用品使用的监督管理。对比××××年的工作场所××检测，大部分××工作场所的××超出了国家标准，建议对工作场所××超标岗位以及个体××超标岗位作业人员进行重点监测。

表5　不同岗位××作业人员××检查结果比较

| 部门 | ××××年 | | ××××年 | | ××××年 | |
|---|---|---|---|---|---|---|
|  | 正常率 | 异常率* | 正常率 | 异常率* | 正常率 | 异常率* |
|  |  |  |  |  |  |  |
|  |  |  |  |  |  |  |

注：* 异常是指××。

### 2.3　职业卫生管理调查

#### 2.3.1　个人防护用品制度及执行情况

公司制定了《××公司职业病防护用品管理制度》，其根据作业岗位接触职业病危害因素为作业员工配备适合的个人使用的职业病防护用品，防护用品具备了生产许可证、合格证和劳动保护的标识，并教育员工如何正确使用，设立个人防护用品台账，专人负责发放、更换、维护、记录，保证个人使用的职业病防护用品的有效性。个人防护用品包括防高温用品、防噪声用品、防××用品等。

员工进入生产区域或检查维修现场，必须穿相应的职业病防护用品。参观、学习、实习人员等要按规定穿戴职业病防护用品。员工按规定领取、穿戴职业病防护用品，不准穿戴过期或功能失效的职业病防护用品。员工未按规定使用防护用品的，应视为违章作业。对不容易损耗的职业病防护用品，如防毒（尘）面罩、呼吸器等进行定期检查和报废。对发放的职业病防护用品，使用前定期学习培训，正确掌握其安全使用方法。使用防毒面具、呼吸器等职业病防护用品进行特种作业时，应有专人监护。

#### 2.3.2　职业健康监护制度及执行情况调查

公司制定了《劳动者职业健康监护及其档案管理制度》，××中心严格按照《职业健康检查管理办法》（2019年修订）及《用人单位职业健康监护监督管理办法》（国家安全生产监督管理总局令第49号，2012年施行）的规定，有计划组织职业危害因素员工进行职业健康检查，包括上岗前、在岗期间、离岗时的职业健康检查，职业健康体检由于已省级卫生行政部门进行职业健康检查备案的××职业病防治院承担。

××××年来未发现疑似职业病，对发现的有职业禁忌证的人员都能按规定及时调离原有害因素岗位。

#### 2.3.3　职业病危害告知及培训情况调查

公司建立了《××公司职业病危害警示与告知制度》，由××中心主要负责，××部协助完成。

职业病危害告知工作方式与内容：

（1）合同告知：人力资源部与劳动者签订劳动合同时，将工作过程中可能产生或接触的职业病危害因素及其后果、职业病防护措施和待遇如实告知劳动者，以合同附件形式签署职业病危害告知书，并在劳动合同中写明。

（2）职业病防治公告栏告知：公告栏设置在用人单位办公区域、工作场所入口处等方便劳动者观看的醒目位置。主要公布××公司的职业卫生管理制度、操作规程、存在的职业病危害因素及岗位、健康危害、接触限值、应急救援措施，以及工作场所职业病危害因素检测结果、检测日期、检测机构名称等；对可能产生职业病危害事故的作业场所公布职业病危害事故的应急救援措施。

（3）职业病危害警示标识、职业病危害告知卡告知：存在或者产生职业病危害因素的工作场所、作业岗位、设备、设施、材料（产品）包装、贮存场所设置相应的警示标识。在醒目位置设置图形标识、警示线、警示语句、文字说明。警示说明载明产生职业病危害的种类、后果、预防和应急处置措施等内容。

（4）职业病危害中文警示说明告知。

（5）职业健康监护告知：对从事接触职业病危害作业的劳动者，按规定组织上岗前、在岗期间、离岗时和应急的健康检查，并及时将职业健康检查机构的检查结果及建议以书面形式如实告知劳动者本人，书面告知文件要留档备查。

（6）作业场所职业病危害因素监测结果告知。

（7）职业卫生培训告知：对从事接触职业病危害作业的劳动者，××公司应对其进行上岗前的职业卫生培训和在岗期间的定期职业卫生培训，使劳动者知悉工作场所存在的职业病危害，掌握有关职业病防治的规章制度、岗位职业卫生操作规程、应急救援措施、职业病防护设施和个人防护用品的正确使用维护方法及相关警示标识的含义，并经书面和实际操作考试合格后方可上岗作业；工程师每季度至少安排每班组开展一次职业卫生知识培训，强化接触职业病危害作业劳动者的个人职业卫生自主管理理念，切实达到保障从业人员职业健康安全的根本目的。

2.3.4 调查职业健康监护档案及档案管理情况。

××公司××中心负责建立劳动者职业健康监护档案及用人单位职业健康监护档案，劳动者职业健康监护档案包括：劳动者职业史、既往史和职业病危害接触史，职业健康检查结果及处理情况，职业病诊疗等健康资料。用人单位职业健康监护档案包括：用人单位职业卫生管理组织组成、职责；职业健康监护制度和年度职业健康监护计划；历次职业健康检查的文书，包括委托协议、职业健康检查机构的健康检查总结报告和评价报告；工作场所职业病危害因素监测结果；职业病诊断证明书和职业病报告卡；用人单位对职业病患者、患有职业禁忌证者和已出现职业相关健康损害劳动者的处理和安置记录；用人单位在职业健康监护中提供的其他资料和职业健康检查机构记录整理的相关资料等。

××中心指定专人负责管理职业卫生档案，并保证档案的保密性，永久保存。

员工或委托代理人有权查阅、复印其本人职业健康监护档案。员工离职时有权索取本人职业健康监护档案复印件，××公司应如实、无偿提供，并在所提供的复印件上签章。

2.3.5 职业禁忌证、疑似职业病和职业病患者的处置情况调查

××××—××××年职业健康检查中未发现疑似职业病患者，发现职业禁忌证人员共××人，均已按照要求调离或未从事相应禁忌作业岗位。职业禁忌人员名单及处置

情况见表6。

表6 职业禁忌人员名单及处置情况（××××—××××年）

| 姓名 | 性别 | 年龄（岁） | 原部门 | 职业禁忌证 | 年份 | 处置情况 |
| --- | --- | --- | --- | --- | --- | --- |
|  |  |  |  |  |  |  |
|  |  |  |  |  |  |  |

### 2.4 职业危害因素接触与职业健康损害

#### 2.4.1 历年职业卫生检测情况

××××—××××年职业卫生检测报告显示××超标岗位较多，结合各部门××异常情况，建议除了遵照职业卫生评价报告对超标岗位查因整改外，还需要加强对该岗位作业人员的健康监护和防护用品使用的监督；另因××年较多部门××异常率均有所上升，建议结合职业卫生评价报告查因，并加强作业人员的健康监护及员工个人的呼吸系统防护。

#### 2.4.2 分析与评估健康损害造成的直接和间接经济损失

职业患者的致残评定参照《劳动能力鉴定 职工工伤与职业病致残等级》（GB/T 16180—2014），广东省职业病治疗参照《广东省职工外伤、职业病医疗终结鉴定标准》（2006年），企业存在的职业危害可能出现的职业病风险包括轻度××中毒、轻度或中度噪声聋、××等，估计轻度××中毒带来的经济损失××万，轻度噪声聋带来经济损失××万元，××。××××—××××年企业未因职业病带来直接或间接经济损失。

## 3 结论

××公司项目的总体布局、生产设备布局、职业病防护设施设计、职业卫生管理、应急救援、职业健康监护等符合国家有关规定。职业病危害控制措施可行、有效。企业能遵守《中华人民共和国职业病防治法》及相关法律法规要求，按规定进行职业危害检测，佩戴个人防护用品，建立职业健康监护制度，组织员工进行职业健康检查，建立职业健康监护档案，职业危害控制及员工职业健康管理运行机制良好，××××年未出现职业病及疑似职业病，职业禁忌人数逐年减少，也未发现急性职业病事故，按照目前管理及运行机制，应可以控制职业病发生。

## 4 建议

××公司主要职业危害因素为有机溶剂（主要是××等）、噪声、××等。从检测结果来看，超标的主要是××，而随着工人工龄的增加，发生××等职业病的风险也在增加；而对所有职业危害因素，工厂应做好以下防护。

### 4.1 "三级预防"

做好"三级预防"是关键，现结合本次体检情况提出以下建议。

#### 4.1.1 一级预防（技术措施）

①从工艺上控制危害源，如防尘、降噪、对危害源进行密闭、安装通风除尘降噪设备、安装有毒气体报警仪、安装噪声强度显示屏、湿式作业等；②建立健全职业危害因

素监测制度，定期进行各危害因素工作场所粉尘浓度、苯浓度、噪声强度等的监测，维护现场防尘、降尘、降噪等设施的正常运转，发现问题及时解决。

4.1.2 二级预防与组织管理措施

①单位领导要重视职业病防治工作，建立职业病健康监护制度；②重视职业危害因素接触工人的体检工作，严格执行《用人单位职业健康监护监督管理办法》（国家安全生产监督管理总局令第49号，2012年施行）的有关规定，组织工人进行上岗前、在岗期间及离岗时的职业健康检查，积极配合职业健康检查机构安排体检，派专人负责，计划组织好体检工作，以使这项工作顺利进行；③定期对职工进行职业卫生防护知识培训，增强工人的防护意识；④禁止安排有职业禁忌证及未成年员工从事相关作业，对有职业禁忌证员工应调离并妥善安排，对于重点观察对象应严格定期复查，做到对疾病的早发现、早治疗。

4.1.3 三级预防与个体防护保健措施

①定期发放并合理使用防护用品如防尘口罩、防尘帽、耳塞等，监督检查防护用品的使用情况；②鼓励职工积极参加体育锻炼，加强营养，增强体质，提高机体的免疫力，增强对疾病的抵抗能力；③建立良好的生活习惯，不吸烟，尽可能不经常到高生活噪声场所（如歌舞厅）活动，预防感冒和呼吸系统感染，减少合并症的发生。

4.2 粉尘、噪声、高温、苯及刺激性气体的防护

4.2.1 粉尘

工人长期在粉尘作业场所中吸入生产性粉尘，可引起以肺组织纤维化为主要损伤的疾病，即尘肺病，是我国发病率较高的一种法定职业病，因是人类生产活动所带来且病因明确，故是可以预防的。尘肺病是一种慢性进行性发生、发展，以呼吸系统表现为主的不可逆的疾病（目前），随着病情的发展或机体抵抗力下降时可逐渐累及其他系统及并发症的出现，故定期的健康随访监护、复查极为重要。若早期发现，患者可及时脱离粉尘岗位。对已患尘肺的患者，及早给予治疗、康复对控制。病情、减轻症状、延长患者寿命、提高生活质量是非常必要的。

4.2.2 噪声

长期接触一定强度的噪声，会对人体产生不良影响，引起多系统损害，为职业性噪声性聋，是法定职业病。防护措施：①利用吸声材料或吸声结构来吸收声能；②佩戴耳塞或使用隔声间、隔声屏，将空气中传播的噪声挡住、隔开。

4.2.3 高温

高温对人体体温调节、水盐代谢等生理功能产生影响的同时，还可导致中暑性疾病，如热射病、热痉挛、热衰竭。防护措施：①避免高温工作环境，尽量远离高热源，避开或减少热辐射；②妥善设计工场，改善温度、湿度、辐射热、风速或气流等环境气候，加强通风设备及散热方法；③适当安排员工的工作时间及方式，避免员工长时间从事高温作业而发生意外；④留意气象预报发出的酷热天气警告；⑤经常留意员工的健康状况，若发觉员工有身体状况欠佳的症状，应立即调离高危环境；⑥在高温作业场所设置各种有关的急救设施，经常派员巡查及指导；⑦为员工提供个人保护装备，如冷却衣、反射衣、通风服、水冷服、防晒及防热用品等。

#### 4.2.4 苯

较低浓度的苯蒸气对呼吸道有轻度刺激作用，苯作用于神经系统，引起倦睡、眩晕、头痛、头昏、恶心、动作协调能力下降。高浓度苯引起判断和感觉能力下降、平衡觉障碍、耳鸣、意识丧失、死亡，麻醉作用表现突出。长期接触一定浓度的苯，会引起慢性中毒，出现造血系统疾病，甚至白血病，因而需要严格防范。

防护措施：①进入可能存在苯的场所，必须遵守岗位职业卫生操作规程，佩戴防毒面具；②经常对生产设备进行维护和检修，防止跑、冒、滴、漏；③加强通风排毒和个人防护，定期测定苯的浓度；④改革工艺，减少接触，如采用机器采样、电喷漆等；⑤急需进入存在苯的场所检修时需使用正压式空气呼吸器，并应有人在现场监护；⑥使用苯的操作在排毒罩内进行，排出的气体要进行回收处理，以防污染大气环境。

#### 4.2.5 刺激性气体

刺激性气体是指对眼、呼吸道黏膜和皮肤具有刺激作用的一类有害气体，防止对呼吸道的损害。此类气体多具有腐蚀性，常因不遵守操作规程或容器、管道等设备被腐蚀而发生跑、冒、滴、漏而污染作业环境，从而导致急性中毒的职业病发生。因此，严格执行安全操作规程，防止跑、冒、滴、漏，杜绝意外事故发生应是预防工作的重点。一般可采用下列综合措施：

（1）卫生技术措施：①采用耐腐蚀材料制造的管道；②生产和使用刺激性气体的设备应加强密闭抽风；③生产流程自动化；④贮运过程应符合防爆、防火、防漏气的要求；⑤做好废气的回收利用等。

（2）个人防护：选用有针对性的耐腐蚀防护用品（如工作服、手套、眼镜、胶鞋、口罩等），如防二氧化硫、氯化氢、酸雾可用碳酸钠饱和溶液及10%甘油浸渍的纱布夹层口罩；防氯气用碱石灰、活性炭作吸附剂的防毒口罩；防氨用硫酸铜或硫酸锌防毒口罩。防毒口罩应定期进行性能检查，以防失效。防护皮肤污染时，可选用适宜的防护油膏，如防酸可用3%氧化锌油膏，防碱可用5%硼酸油膏。防止牙齿酸蚀症可用1%小苏打或白陶土溶液漱口。

（3）卫生保健：做好工人就业前和定期体格检查，发现各种职业禁忌证以及早期不良影响，从而采取相应措施。易发生事故的场所，应配备必要的急救设备，如防毒面具、冲洗器及冲洗液等。

（4）环境监测：定期进行环境监测，及时发现问题，采取相应维修或改革措施。

尽管企业目前运行良好，但仍然可以进一步优化职业卫生管理，加强上岗前及离岗时的职业健康监护，并对职业卫生检测中超标的岗位作业人员进行重点监护和个人防护用品使用的监督管理。

在应用健康监护资料评价劳动者是否适合从事某一特定作业或某类型工作时，应首先建议改善作业环境条件和加强个体防护，在此前提下才能评价劳动者是否适合该工作。劳动者健康状况和工作环境都在随时发生变化，因而评价不应只是一次性的，需要持续跟进。

# 附录十五　质量控制专家填表

质量控制专家需填写以下表格（表1至表11）。

### 表1　广东省职业健康检查质量控制中心现场质量考核

职业健康检查机构名称：_____　　考核日期：_____

备案类别：□1. 接触粉尘类　　□2. 接触化学因素类　　□3. 接触物理因素类

　　　　　□4. 接触生物因素类　□5. 接触放射因素类　　□6. 其他类（特殊作业等）

| 一级指标 | 二级指标 | 考核内容序号 | 考核内容 | 判定标准 | 结果 | 存在问题 |
|---|---|---|---|---|---|---|
| 组织架构 | 人员配置 | 1 | 职业健康检查体格检查医师至少2名，五官科医师至少1名；心电图检查医师至少1名；放射阅片医师至少2名；实验室检测人员不少于1名具有中级以上专业技术职称；护士至少2名。备案所需有效人员中退休职业健康检查技术人员不超2名 | 缺1名专业执业医师或检验技师为不符合；实验室检测人员没有中级职称为不符合；缺执业护士或人数不足为不符合；退休人员超过2名为不符合 | □符合<br>□不符合 | |
| | | 2 | 针对不同职业病危害因素，需配备至少1名具有相应诊断医师资格的主检医师，及相应健康检查医师1名 | 其中任何一个条件不满足为不符合 | □符合<br>□不符合 | |
| | | 3 | 技术负责人、质量负责人具有高级卫生专业临床技术职务任职资格，本机构在册人员，第一执业地点在本机构 | 核查执业医师资格证、注册证和职称证，无高级卫生专业临床技术职务任职资格为不符合；第一执业地点不在本机构为不符合 | □符合<br>□不符合 | |
| | | 4 | 技术负责人、质量负责人、检验技术人员、影像医师、信息报告人员、主检医师按时进行继续教育培训 | 核查培训合格证（市级卫生健康行政部门或省级机构组织的培训），1人无证或证书过期均为不符合 | □符合<br>□不符合 | |

续表1

| 一级指标 | 二级指标 | 考核内容序号 | 考核内容 | 判定标准 | 结果 | 存在问题 |
|---|---|---|---|---|---|---|
| 组织架构 | 场所仪器设备配置 | 5 | 职业健康检查场所、候检场所、检验室等符合相关要求 | 满足备案实施办法的要求为符合，否则为不符合 | □符合<br>□不符合 | |
| | | 6 | 满足职业健康检查所必需的仪器设备，满足特殊项目检查仪器要求，并能正常运行。按照有关法律法规、标准要求进行计量、校准和检定 | 现场核查所有仪器的购置合同和发票，现场核查仪器设备安装使用情况。缺1台仪器及仪器设备未按照有关法律法规、标准要求进行计量、校准和检定即为不符合 | □符合<br>□不符合 | |
| | | 7 | 职业健康体检软件 | 现场核查软件是否安装到位并已有效使用 | □有<br>□无 | |
| | | 8 | 职业病网络报告的账号、网络等 | 现场核查有无职业病网络报告的账号、网络 | □有<br>□无 | |
| 质量管理体系 | 质管部门 | 9 | 设置或指定质量管理部门，或者成立质量管理组织，并有相应的任命文件，明确职责，运行有效 | 满足考核内容的要求为符合，否则为不符合 | □符合<br>□不符合 | |
| | | 10 | 应当具有专职的技术、质量负责人，专/兼职的质量控制员，并有任命文件 | 满足考核内容的要求为符合，否则为不符合 | □符合<br>□不符合 | |
| | | 11 | 应当具有每年的内、外部质控计划、实施方案和记录，每年质控工作总结 | 满足考核内容的要求为符合，否则为不符合 | □符合<br>□不符合 | |
| | 质量管理制度 | 12 | 职业健康检查质量管理制度，质量管理的依据充分，组织、目标、职责和管理措施明确 | 完全符合考核的标准要求为符合，不完全符合为基本符合，没有有关要求为不符合 | □符合<br>□基本符合<br>□不符合 | |
| | | 13 | 职业健康体检流程，应当具有明确的体检流程图，按照体检流程能完成所有的体检工作 | 完全符合考核的标准要求为符合，不完全符合为基本符合，没有有关要求为不符合 | □符合<br>□基本符合<br>□不符合 | |

续表1

| 一级指标 | 二级指标 | 考核内容序号 | 考核内容 | 判定标准 | 结果 | 存在问题 |
|---|---|---|---|---|---|---|
| 质量管理体系 | 质量管理制度 | 14 | 各检查科室岗位责任,应当具有所有职业健康检查有关的各岗位工作责任制度 | 完全符合考核的标准要求为符合,不完全符合为基本符合,没有有关要求为不符合 | □符合<br>□基本符合<br>□不符合 | |
| | | 15 | 各种技术操作规范,应当具有所有检验检测和功能检查项目的操作规程 | 完全符合考核的标准要求为符合,缺操作规程的项目超过40%的为不符合,其余为基本符合 | □符合<br>□基本符合<br>□不符合 | |
| | | 16 | 各种仪器设备操作规程,应当具有所有仪器设备的操作规程,需要检定或校准的仪器,要有检定或校准操作规程 | 完全符合考核的标准要求为符合,缺操作规程的仪器设备超过40%的为不符合,其余为基本符合 | □符合<br>□基本符合<br>□不符合 | |
| | | 17 | 具备实验室质量管理制度、实验室安全管理制度、仪器管理制度、试剂管理制度、样本管理制度、检验报告管理制度等,明确职责和措施 | 完全符合考核的标准要求为符合,不完全符合为基本符合,没有有关要求为不符合 | □符合<br>□基本符合<br>□不符合 | |
| | | 18 | 职业健康检查档案管理制度,应当具有明确的管理制度,对机构开展职业健康检查的档案内容、职责和管理措施进行明确的规定 | 完全符合考核的标准要求为符合,不完全符合为基本符合,没有有关要求为不符合 | □符合<br>□基本符合<br>□不符合 | |
| | | 19 | 职业病监测、报告管理制度,应当具有明确的职业病监测、报告管理制度,明确职责、报告的内容和时限 | 完全符合考核的标准要求为符合,不完全符合为基本符合,没有有关要求为不符合 | □符合<br>□基本符合<br>□不符合 | |
| 职业健康检查工作质量控制 | 职业健康检查前质量控制 | 20 | 应当与用人单位签订委托协议。委托协议内容:编号、委托单位、单位负责人姓名、单位地址、联系电话、委托检查类别、接触职业病危害因素种类、接触人数、健康检查的人数、检查时间、委托方和被委托方盖章及经办人签字、委托日期等。人数少于50人的可由用人单位出具的介绍信代替 | 委托协议的内容完全符合考核指标要求的为符合,主要内容如接触职业病危害因素种类、接触人数、检查人数等不全的为不符合 | □符合<br>□基本符合<br>□不符合 | |

续表1

| 一级指标 | 二级指标 | 考核内容序号 | 考核内容 | 判定标准 | 结果 | 存在问题 |
|---|---|---|---|---|---|---|
| 职业健康检查工作质量控制 | 职业健康检查前质量控制 | 21 | 用人单位提交以下资料是否齐全：1. 用人单位的基本情况信息（用人单位的营业执照、企业名称、组织机构代码、行业类别、经济类型、企业规模等资料）；2. 工作场所职业病危害因素种类及其接触人员名册（姓名、性别、身份证号、年龄、工龄、工种、接触危害因素的化学名称、体检类别等）、岗位（或工种）、接触时间等资料；3. 工作场所职业病危害因素定期检测等相关资料 | 查阅用人单位提交的资料，完全符合考核要求的为符合，大部分资料都有的为基本符合，大部分资料没有的为不符合 | □符合<br>□基本符合<br>□不符合 | |
| | | 22 | 职业病危害因素的确认应与用人单位提供的职业病危害因素一致；体检类别和检查项目应符合《职业健康检查技术规范》的要求 | 核对确认的职业病危害因素与用人单位提交的危害因素是否一致，有1个因素不一致的为不符合，或1个以上因素对应的体检项目不符合《职业健康检查技术规范》要求的为不符合 | □符合<br>□不符合 | |
| | 职业健康检查过程中质量控制 | 23 | 问诊：内容完整，包括劳动者个人基本资料，职业史、既往史、家族史及84项症状询问填写完整。一般医学生理指标（血压、心率等）和针对不同危害因素所要求的常规体格检查项目（皮肤黏膜、浅表淋巴结、甲状腺、呼吸系统、心血管系统、消化系统、神经系统），记录准确、规范，检查者签名无缺漏 | 问诊缺3项及以上信息为不符合，内容无缺漏的为符合，缺2项及以下信息为基本符合。一般医学指标以及体格检查的系统和部位项目无缺漏为符合，有1项缺漏为基本符合，有2项及以上缺漏为不符合。无检查者签名为不符合 | □符合<br>□基本符合<br>□不符合 | |
| | | 24 | 必检项目无缺漏，检查项目完整、描述规范，检查者签名无缺漏 | 复核50份个人体检表，检查项目完整、描述规范，检查者签名无缺漏为符合；检查项目不完整、描述不规范，检查者签名有缺漏未达到20%为基本符合；检查项目不完整、描述不规范，检查者签名有缺漏达到20%或经核实为虚假报告均为不符合 | □符合<br>□基本符合<br>□不符合 | |

续表1

| 一级指标 | 二级指标 | 考核内容序号 | 考核内容 | 判定标准 | 结果 | 存在问题 |
|---|---|---|---|---|---|---|
| 职业健康检查工作质量控制 | 职业健康检查过程中质量控制 | 25 | X射线胸片检查质量符合要求 | 抽查50张接触粉尘劳动者胸片，三级胸片15张以下且四级胸片5张以下为基本符合；四级胸片5张以上为不符合 | □符合<br>□基本符合<br>□不符合 | |
| | | 26 | X射线胸片检查报告用语规范，结论准确 | 抽查50名有接触粉尘劳动者的后前位X射线胸片，其中职业禁忌证或疑似职业病胸片不少于15张，不足15张全部抽查。正确率达到80%为符合，其余为不符合 | □符合<br>□不符合 | |
| | | 27 | 电测听操作规范，数据和结论准确 | 抽查30名有接触噪声劳动者电测听图谱，操作规范，数据和结论准确，正确率应达到90%；20道听力图谱人机操作考核，正确率应达到90%。上述2项均符合为符合，有1项不符为不符合 | □符合<br>□不符合 | |
| | | 28 | 从事接触化学因素类职业健康检查的机构应当参加职业卫生检测实验室间比对；从事接触放射因素类职业健康检查的机构应当参加染色体与微核分析实验室间比对 | 所有检测样品均合格的为符合，有任一样品不合格或未参加的为不符合 | □符合<br>□不符合 | |
| | 职业健康检查后质量控制 | 29 | 主检：个人体检结论符合《职业健康监护技术规范》（GBZ 188—2014）的要求，处理意见有针对性 | 复核50份个人体检表，80%及以上个人主检结论符合《职业健康监护技术规范》（GBZ 188—2014）的结论要求且处理意见有针对性为符合；主检结论不符合率达到20%，不符合《职业健康监护技术规范》（GBZ 188—2014）的结论要求或仅为异常结果的罗列且无处理意见或处理意见无针对性均为不符合 | □符合<br>□不符合 | |

续表1

| 一级指标 | 二级指标 | 考核内容序号 | 考核内容 | 判定标准 | 结果 | 存在问题 |
|---|---|---|---|---|---|---|
| 职业健康检查工作质量控制 | 职业健康检查后质量控制 | 30 | 体检表有主检医师的签章，职业健康检查机构的公章 | 复核50份个人体检表，无主检医师签章或无职业健康检查机构公章达到5%为不符合 | □符合<br>□不符合 | |
| | | 31 | 总结报告格式应当规范，检查及报告依据应当全面。报告内容应全面完整，包括受检单位、职业健康检查种类、应检人数、实检人数、检查时间和地点，发现的疑似职业病、职业禁忌证和职业健康检查结果的汇总表等。职业健康检查结果的汇总表中的内容包括但不限于姓名、身份证号、检查类别、接触职业病危害因素的种类、主要阳性体征、检验及特殊检查结果、检查结论、处理意见、体检日期等信息 | 无总结报告或总结报告依据的法律、法规，具体的技术标准、诊断标准等已失效为不符合；总结报告信息不完整，缺少应检人数、实检人数、发现的疑似职业病和职业禁忌证的汇总表以及职业健康检查结果的汇总表的任何一项为不符合；有职业健康检查结果的汇总表，但汇总表信息不完整，缺漏2项及以上者为不符合 | □符合<br>□不符合 | |
| | | 32 | 总结报告的日期应当在规定的期限内，应当由编制人、审核人和授权签发人签章，有职业健康检查机构的公章 | 主检医师签署的总结报告的出具日期为体检结束之日起30天内，超过期限为不符合；缺一人签章为不符合；无职业健康检查机构的公章为不符合 | □符合<br>□不符合 | |
| | | 33 | 职业健康检查档案管理：是否按照《职业健康检查管理办法》（2019年修订）管理要求整理、及时归档 | 未按照档案管理要求建立档案为不符合；无档案目录及内容，只是总结报告为未建档案为不符合。核查企业名单和档案，95%及以上建档，内容齐全为符合；内容不齐全为基本符合；60%及以上建档为基本符合；59%及以下建档不符合 | □符合<br>□基本符合<br>□不符合 | |

续表1

| 一级指标 | 二级指标 | 考核内容序号 | 考核内容 | 判定标准 | 结果 | 存在问题 |
|---|---|---|---|---|---|---|
| 健康检查信息报送情况 | 数据报送的完整性 | 34 | 报送的职业健康检查人数、体检基本信息、职业禁忌证人数和疑似职业患者数应当与实际体检人数一致，不应有缺项漏项 | 职业健康检查人数、体检基本信息、职业禁忌证人数、疑似职业患者数，核对职业健康检查原始资料和国家系统中报送的四类信息的数量，完整性达到100%为符合，其余为不符合 | □符合<br>□不符合 | |
| | 数据报送的准确性 | 35 | 核查劳动者所在用人单位、接触职业病危害因素的种类、岗位/工种、工龄和职业健康检查类型等信息，与用人单位提交的有效资料或劳动者本人核对 | 体检信息与实际核对信息不符的人数超过10%的为不符合 | □符合<br>□不符合 | |
| | 数据报送的及时性 | 36 | 核查发现疑似职业病、职业禁忌证的，是否按规定告知用人单位和劳动者；个人职业健康检查报告是否按规定提供给用人单位；异常结果是否向劳动者告知 | 有任一项未按规定告知或无佐证材料证明已告知均为不符合 | □符合<br>□不符合 | |
| | 疑似职业病报送及时性 | 37 | 核查疑似职业病信息是否及时报送所在地卫生健康行政部门 | 疑似职业病信息报送所在地卫生健康行政部门的时间超过15日为不符合 | □符合<br>□不符合 | |
| | 疑似职业病后续处理 | 38 | 核查是否引导疑似职业病患者进入职业病诊断工作程序 | 未引导疑似职业病患者进入职业病诊断工作程序或无佐证材料证明已引导进入职业病诊断工作程序均为不符合 | □符合<br>□不符合 | |

续表1

| 一级指标 | 二级指标 | 考核内容序号 | 考核内容 | 判定标准 | 结果 | 存在问题 |
|---|---|---|---|---|---|---|
| 现场质量考核后续整改情况 | 现场质量考核后续处理 | 39 | 核查上一轮职业健康检查现场质量考核不符合项目和整改项目的整改落实情况 | 上一轮职业健康检查现场质量考核不符合项目和整改项目未按要求进行整改落实的为不符合，因客观因素无法整改落实的为基本符合 | □符合<br>□基本符合<br>□不符合 | |
| 机构负责人（签名）：<br><br>年　月　日 | | | 专家组组长（签名）：<br><br>年　月　日 | 专家（签名）：<br><br>年　月　日 | 质控监督员（签名）：<br><br>年　月　日 | |

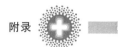

### 表2 广东省职业健康检查质量控制中心专业技术人员现场考核记录

职业健康检查机构名称：_____  考核日期：_____

备案类别：□1. 接触粉尘类　　□2. 接触化学因素类　　□3. 接触物理因素类

　　　　　□4. 接触生物因素类　□5. 接触放射因素类　　□6. 其他类（特殊作业等）

| 序号 | 考核对象 | 总分 | 考核内容 | 得分 |
|---|---|---|---|---|
| 1 | 质量负责人 | ___分 | ①10道人机操作考核（80分） | ___分 |
|   |   |   | ②质量体系运行情况介绍（10分） | ___分 |
|   |   |   | ③备案范围质量控制关键点（10分） | ___分 |
| 2 | 技术负责人 | ___分 | ①10道人机操作考核（80分） | ___分 |
|   |   |   | ②新颁布或修订的职业病诊断标准（10分） | ___分 |
|   |   |   | ③疑似职业病及职业禁忌证报告关键点（10分） | ___分 |
| 3 | 主检医师 | ___分 | ①10道人机操作考核（60分） | ___分 |
|   |   |   | ②质控抽样体检结论符合率（20分） | ___分 |
|   |   |   | ③GBZ 188—2014及职业病诊断标准和诊断原则（20分） | ___分 |
| 4 | 肺功能操作人员 | ___分 | ①院感控制情况（40分） | ___分 |
|   |   |   | ②禁忌证知识考核（20分） | ___分 |
|   |   |   | ③肺功能操作规范考核（20分） | ___分 |
|   |   |   | ④务必使用一次性过滤器（20分） | ___分 |
| 5 | 尘肺阅片人员 | ___分 | ①10道人机操作考核（40分） | ___分 |
|   |   |   | ②抽查50张粉尘胸片符合率（20分） | ___分 |
|   |   |   | ③胸片质量考核（20分） | ___分 |
|   |   |   | ④高千伏、球栅距及摄片技术规范是否符合要求（20分） | ___分 |
| 6 | 听力阅图人员 | ___分 | ①20道人机操作考核（40分） | ___分 |
|   |   |   | ②抽查30张听力图符合率（20分） | ___分 |
|   |   |   | ③听力操作规范考核（20分） | ___分 |
|   |   |   | ④听力计及隔声室是否符合要求（20分） | ___分 |
| 被考核人员确认意见 | | | □确认　　□不确认<br>被考核人员（签名）：<br>质量负责人_____　　技术负责人_____<br>主检医师_____　　肺功能操作人_____<br>尘肺阅片人_____　　听力阅图人_____<br>　　　　　　　　　　　　　　　　年　　月　　日 | |
| 专家组确认意见 | | | 组长（签名）：　　　专家（签名）：　　　质控监督员（签名）：<br><br>　年　月　日　　　　　年　月　日　　　　　年　月　日 | |

### 表3  广东省职业健康检查质量控制中心接尘人员职业健康检查调查

职业健康检查机构名称：_____  考核日期：_____

备案类别：□1. 接触粉尘类　　　□2. 接触化学因素类　　□3. 接触物理因素类

　　　　　□4. 接触生物因素类　□5. 接触放射因素类　　□6. 其他类（特殊作业等）

1. **考核方法**：现场抽取50张**不同接尘人员**的后前位X射线胸片或DR片（**体检日期：××××年×月×日至今**），优先抽取**疑似职业性尘肺病和粉尘作业职业禁忌证**，数量不足50张再抽取其他异常或正常的胸片。首先由专家判定摄片质量，然后进行读片，并与机构作出的结论进行对比。

★**如未备案或经核实备案后尚未开展接尘人员职业健康检查，无须考核；如备案后开展粉尘作业职业健康检查数量不足50人，则全部抽取**。

2. **判定方法**：胸片结论正确率达到80%为符合，其余为不符合。

3. **考核结果**：①胸片质量：四级____张，三级____张，二级____张，一级____张。

　　　　　　　　②疑似职业病____例，职业禁忌证____例。

　　　　　　　　③共抽取____例，结论正确____例，结论正确率____%。

4. **判定结论**：□符合　　□不符合　　□经核实备案后尚未开展接尘人员职业健康检查

> **填表说明**：
> (1) 接尘工龄（年）：数值型变量，保留一位小数。为劳动者首次接触粉尘至进行职业健康检查拍摄胸片时实际接触粉尘时间的累加。
> (2) 胸片质量：数值型变量，胸片质量级别的编码：1. 一级；2. 二级；3. 三级；4. 四级。
> (3) 职业健康检查胸片结论：数值型变量，为职业健康检查机构出具的胸片结论编码：1. 正常；2. 尘肺样改变；3. 其他异常。
> (4) 专家阅片结论：数值型变量，为专家阅片后出具的结论编码：1. 正常；2. 尘肺样改变；3. 其他异常；4. 胸片质量不合格。
> (5) 职业健康检查结论：数值型变量，为职业健康检查机构出具的职业健康检查结论编码：1. 疑似职业病；2. 职业禁忌证；3. 复查；4. 其他异常；5. 正常。
> (6) 专家建议体检结论：数值型变量，为专家阅片后建议的体检结论编码：1. 疑似职业病；2. 职业禁忌证；3. 复查；4. 其他异常；5. 正常。

| 序号 | 姓名 | 身份证号 | 胸片号 | 接尘工龄/年 | 胸片质量 | 职业健康检查胸片结论 | 专家阅片结论 | 职业健康检查结论 | 专家建议体检结论 |
|---|---|---|---|---|---|---|---|---|---|
| 例 | ××× | ×××××××××× | NSX2021030 | 14.0 | 2 | 2 | 2 | 1 | 1 |
| 1 | | | | | | | | | |
| 2 | | | | | | | | | |
| 3 | | | | | | | | | |
| 4 | | | | | | | | | |
| 5 | | | | | | | | | |
| 6 | | | | | | | | | |
| 7 | | | | | | | | | |

续表3

| 序号 | 姓名 | 身份证号 | 胸片号 | 接尘工龄/年 | 胸片质量 | 职业健康检查胸片结论 | 专家阅片结论 | 职业健康检查结论 | 专家建议体检结论 |
|---|---|---|---|---|---|---|---|---|---|
| 8 | | | | | | | | | |
| 9 | | | | | | | | | |
| 10 | | | | | | | | | |
| 11 | | | | | | | | | |
| 12 | | | | | | | | | |
| 13 | | | | | | | | | |
| 14 | | | | | | | | | |
| 15 | | | | | | | | | |
| 16 | | | | | | | | | |
| 17 | | | | | | | | | |
| 18 | | | | | | | | | |
| 19 | | | | | | | | | |
| 20 | | | | | | | | | |
| 21 | | | | | | | | | |
| 22 | | | | | | | | | |
| 23 | | | | | | | | | |
| 24 | | | | | | | | | |
| 25 | | | | | | | | | |
| 26 | | | | | | | | | |
| 27 | | | | | | | | | |
| 28 | | | | | | | | | |
| 29 | | | | | | | | | |
| 30 | | | | | | | | | |
| 31 | | | | | | | | | |
| 32 | | | | | | | | | |
| 33 | | | | | | | | | |
| 34 | | | | | | | | | |
| 35 | | | | | | | | | |
| 36 | | | | | | | | | |

续表3

| 序号 | 姓名 | 身份证号 | 胸片号 | 接尘工龄/年 | 胸片质量 | 职业健康检查胸片结论 | 专家阅片结论 | 职业健康检查结论 | 专家建议体检结论 |
|---|---|---|---|---|---|---|---|---|---|
| 37 | | | | | | | | | |
| 38 | | | | | | | | | |
| 39 | | | | | | | | | |
| 40 | | | | | | | | | |
| 41 | | | | | | | | | |
| 42 | | | | | | | | | |
| 43 | | | | | | | | | |
| 44 | | | | | | | | | |
| 45 | | | | | | | | | |
| 46 | | | | | | | | | |
| 47 | | | | | | | | | |
| 48 | | | | | | | | | |
| 49 | | | | | | | | | |
| 50 | | | | | | | | | |

## 表4 广东省职业健康检查质量控制中心接噪人员职业健康检查调查

职业健康检查机构名称：_____  考核日期：_____

备案类别：□1. 接触粉尘类　　　　□2. 接触化学因素类

　　　　　□3. 接触物理因素类（是否备案噪声：□是　□否）

　　　　　□4. 接触生物因素类　　□5. 接触放射因素类　　□6. 其他类（特殊作业等）

1. **考核方法**：现场抽取30张**不同接噪人员**的听力图谱（**体检日期×××年×月×日至今**），优先**抽取疑似职业性噪声聋和噪声作业职业禁忌证**，数量不足30张再抽取其他异常或正常的听力图谱。由专家对听力图谱结论进行分析，并与机构作出的结论进行对比。

★**如未备案或经核实备案后尚未开展接噪人员职业健康检查，无须考核；如备案后开展噪声作业职业健康检查数量不足30人，则全部抽取**。

2. **判定方法**：正确率达到90%为符合，其余为不符合。
3. **考核结果**：共抽取____例，结论正确____例，结论正确率____%。
4. **判定结论**：□符合　□不符合　□经核实备案后尚未开展接噪人员职业健康检查

**填表说明：**
(1) 接噪工龄（年）：数值型变量，保留一位小数。为劳动者首次接触噪声至进行职业健康检查进行听力检测时实际接触噪声时间的累加。
(2) 职业健康检查听力检测结论：数值型变量，为职业健康检查机构出具的听力检测结论编码：1. 正常；2. 异常。
(3) 专家判定结论：数值型变量，为专家判定的听力检测结论编码：1. 正常；2. 异常。
(4) 职业健康检查结论：数值型变量，为职业健康检查机构出具的职业健康检查结论编码：1. 疑似职业病；2. 职业禁忌证；3. 复查；4. 其他异常；5. 正常。
(5) 专家建议体检结论：数值型变量，为专家建议的体检结论编码：1. 疑似职业病；2. 职业禁忌证；3. 复查；4. 其他异常；5. 正常。

| 序号 | 姓名 | 身份证号 | 听力图谱编号 | 接噪工龄/年 | 职业健康检查听力检测结论 | 专家判定结论 | 职业健康检查结论 | 专家建议体检结论 |
|---|---|---|---|---|---|---|---|---|
| 例 | ××× | ×××××××××× | 0035693 | 8.0 | 2 | 2 | 1 | 1 |
| 1 | | | | | | | | |
| 2 | | | | | | | | |
| 3 | | | | | | | | |
| 4 | | | | | | | | |
| 5 | | | | | | | | |
| 6 | | | | | | | | |
| 7 | | | | | | | | |
| 8 | | | | | | | | |
| 9 | | | | | | | | |
| 10 | | | | | | | | |

续表4

| 序号 | 姓名 | 身份证号 | 听力图谱编号 | 接噪工龄/年 | 职业健康检查听力检测结论 | 专家判定结论 | 职业健康检查结论 | 专家建议体检结论 |
|---|---|---|---|---|---|---|---|---|
| 11 | | | | | | | | |
| 12 | | | | | | | | |
| 13 | | | | | | | | |
| 14 | | | | | | | | |
| 15 | | | | | | | | |
| 16 | | | | | | | | |
| 17 | | | | | | | | |
| 18 | | | | | | | | |
| 19 | | | | | | | | |
| 20 | | | | | | | | |
| 21 | | | | | | | | |
| 22 | | | | | | | | |
| 23 | | | | | | | | |
| 24 | | | | | | | | |
| 25 | | | | | | | | |
| 26 | | | | | | | | |
| 27 | | | | | | | | |
| 28 | | | | | | | | |
| 29 | | | | | | | | |
| 30 | | | | | | | | |

表 5　广东省职业健康检查质量控制中心职业健康检查报告调查

职业健康检查机构名称：＿＿＿＿＿＿＿＿＿＿＿＿　　考核日期：＿＿＿＿＿＿＿

备案类别：□1. 接触粉尘类　　　　□2. 接触化学因素类

　　　　　□3. 接触物理因素类（是否备案噪声：□是　□否）

　　　　　□4. 接触生物因素类　　□5. 接触放射因素类　　□6. 其他类（特殊作业等）

1. 近 3 年职业禁忌证和疑似职业病检出情况：

××××年：实际职业健康体检量＿＿＿例，职业禁忌证＿＿＿例，疑似职业病＿＿＿例。

××××年：实际职业健康体检量＿＿＿例，职业禁忌证＿＿＿例，疑似职业病＿＿＿例。

××××年：实际职业健康体检量＿＿＿例，职业禁忌证＿＿＿例，疑似职业病＿＿＿例。

2. **考核方法**：现场抽取 50 份**非接尘和接噪人员**的职业健康检查个体报告（**体检日期××××年×月×日至今**），优先抽取**疑似职业病和职业禁忌证**，数量不足 50 份再抽取其他异常或正常的个体报告。由专家对体检结论进行复核，并与机构作出的结论进行对比。

★**经核实备案后尚未开展职业健康检查，无须考核；如备案后开展职业健康检查数量不足 50 人，则全部抽取**。

3. **判定方法**：正确率达到 80% 为符合，其余为不符合。

4. **考核结果**：共抽取＿＿＿例，结论正确＿＿＿例，结论正确率＿＿＿%。

5. **判定结论**：□符合　□不符合　□经核实备案后尚未开展职业健康检查

---

**填表说明：**

（1）体检结论：数值型变量，为职业健康检查机构出具的体检结论编码：1. 疑似职业病；2. 职业禁忌证；3. 复查；4. 其他异常；5. 正常。

（2）专家判定结论与机构体检结论是否一致：数值型变量，为专家判定的结论与机构体检结论一致性编码：1. 是；2. 否。

（3）专家建议体检结论：数值型变量，为专家建议的体检结论编码：1. 疑似职业病；2. 职业禁忌证；3. 复查；4. 其他异常；5. 正常。

| 序号 | 姓名 | 身份证号 | 体检日期 | 相应体检结论对应的危害因素具体名称 | 体检结论 | 专家判定结论与机构体检结论是否一致 | 专家建议体检结论（专家判定结论与机构体检结论不一致时填写） |
|---|---|---|---|---|---|---|---|
| 例 | ××× | ×××××××××××× | ××××-××-×× | 苯 | 1 | 1 | |
| 1 | | | | | | | |
| 2 | | | | | | | |
| 3 | | | | | | | |
| 4 | | | | | | | |
| 5 | | | | | | | |
| 6 | | | | | | | |
| 7 | | | | | | | |

续表5

| 序号 | 姓名 | 身份证号 | 体检日期 | 相应体检结论对应的危害因素具体名称 | 体检结论 | 专家判定结论与机构体检结论是否一致 | 专家建议体检结论（专家判定结论与机构体检结论不一致时填写） |
|---|---|---|---|---|---|---|---|
| 8 | | | | | | | |
| 9 | | | | | | | |
| 10 | | | | | | | |
| 11 | | | | | | | |
| 12 | | | | | | | |
| 13 | | | | | | | |
| 14 | | | | | | | |
| 15 | | | | | | | |
| 16 | | | | | | | |
| 17 | | | | | | | |
| 18 | | | | | | | |
| 19 | | | | | | | |
| 20 | | | | | | | |
| 21 | | | | | | | |
| 22 | | | | | | | |
| 23 | | | | | | | |
| 24 | | | | | | | |
| 25 | | | | | | | |
| 26 | | | | | | | |
| 27 | | | | | | | |
| 28 | | | | | | | |
| 29 | | | | | | | |
| 30 | | | | | | | |
| 31 | | | | | | | |
| 32 | | | | | | | |
| 33 | | | | | | | |
| 34 | | | | | | | |
| 35 | | | | | | | |

续表5

| 序号 | 姓名 | 身份证号 | 体检日期 | 相应体检结论对应的危害因素具体名称 | 体检结论 | 专家判定结论与机构体检结论是否一致 | 专家建议体检结论（专家判定结论与机构体检结论不一致时填写） |
|---|---|---|---|---|---|---|---|
| 36 | | | | | | | |
| 37 | | | | | | | |
| 38 | | | | | | | |
| 39 | | | | | | | |
| 40 | | | | | | | |
| 41 | | | | | | | |
| 42 | | | | | | | |
| 43 | | | | | | | |
| 44 | | | | | | | |
| 45 | | | | | | | |
| 46 | | | | | | | |
| 47 | | | | | | | |
| 48 | | | | | | | |
| 49 | | | | | | | |
| 50 | | | | | | | |

**表 6　广东省职业健康检查质量控制中心接铅人员职业健康检查调查**

职业健康检查机构名称：_____

盲样移交时间：_____　　　　　　　　结果移交时间：_____

备案类别：□1. 接触粉尘类　　　□2. 接触化学因素类（是否备案铅：□是□否）
　　　　　□3. 接触物理因素类　□4. 接触生物因素类　　□5. 接触放射因素类
　　　　　□6. 其他类（特殊作业等）

1. **考核方法**：向备案开展接铅人员职业健康检查的机构发放 2 个不同血铅水平的盲样，进行血铅盲样考核。

   ★如未备案接铅人员职业健康检查，无须考核。

2. **判定方法**：任一盲样检测结果误差超出准确范围为不符合。

3. **考核结果**：结果正确____例，结果合格率____%。

4. **判定结论**：□符合　□不符合

| 样品编号 | 考核样品名称 | 数量 | 检测结果 | 准确范围 |
|---|---|---|---|---|
|  |  |  |  |  |
|  |  |  |  |  |

表 7　广东省职业健康检查质量控制中心疑似职业病漏报、迟报调查

职业健康检查机构名称：_____　　　　考核日期：_____

备案类别：□1. 接触粉尘类　　□2. 接触化学因素类　　□3. 接触物理因素类
　　　　　□4. 接触生物因素类　□5. 接触放射因素类　　□6. 其他类（特殊作业等）

**考核方法**：由专家核对××××年×月×日至××××年×月×日职业健康检查机构诊断为疑似职业病的病例信息、网络报告数据，核查迟报、漏报情况。

★ **如该年度无检出疑似职业病，则备注说明"无"，无须考核。**

| 序号 | 姓名 | 身份证号 | 主检日期 | 报告日期 | 疑似职业病种类 | 疑似职业病名称 | 是否迟报 | 迟报原因 | 是否漏报 | 漏报原因 | 备注 |
|---|---|---|---|---|---|---|---|---|---|---|---|
| 1 | | | | | | | | | | | |
| 2 | | | | | | | | | | | |
| 3 | | | | | | | | | | | |
| 4 | | | | | | | | | | | |
| 5 | | | | | | | | | | | |
| 6 | | | | | | | | | | | |
| 7 | | | | | | | | | | | |
| …… | | | | | | | | | | | |

| 机构确认： <br>□全部确认 <br>□部分确认，不确认（填写序号）_____， <br>　原因：_____ <br>□全部不确认，原因：_____ <br><br>机构负责人（签名）： <br>　　　　　　　　　　　　　年　　月　　日 | 专家组组长（签名）： <br>　　　　　　　　　　　年　　月　　日 <br>专家（签名）： <br>　　　　　　　　　　　年　　月　　日 <br>质控监督员（签名）： <br>　　　　　　　　　　　年　　月　　日 |
|---|---|

### 表8  广东省职业健康检查质量控制中心现场质量考核整改项记录

职业健康检查机构名称：_____  考核日期：_____

备案类别：☐1. 接触粉尘类  ☐2. 接触化学因素类  ☐3. 接触物理因素类

☐4. 接触生物因素类  ☐5. 接触放射因素类  ☐6. 其他类（特殊作业等）

| 考核指标 | 整改项序号 | 事实陈述 | 处理方式 |
| --- | --- | --- | --- |
| 人员配置 | 1 | | 例：15个工作日内完成整改，逾期视为不具备能力 |
| 场所仪器设备配置 | 2 | | 例：15个工作日内完成整改，在完成整改前不具备开展××职业健康检查类别与项目的能力 |
| 质管部门 | 3 | | |
| 质量管理制度 | 4 | | |
| 职业健康检查前质量控制 | 5 | | |
| 职业健康检查过程中质量控制 | 6 | | |
| 职业健康检查后质量控制 | 7 | | |
| 数据报送的完整性 | 8 | | |
| 数据报送的准确性 | 9 | | |
| 数据报送的及时性 | 10 | | |
| 疑似职业病报送及时性 | 11 | | |
| 疑似职业病后续处理 | 12 | | |
| 现场质量考核后续处理 | 13 | | |
| 专业技术人员现场考核 | 14 | | |

| 机构确认： | 专家组组长（签名）： |
| --- | --- |
| ☐全部确认<br>☐部分确认，不确认（填写序号）_____，<br>　原因：_____<br>☐全部不确认，原因：_____<br>机构负责人（签名）：<br>　　　　　　　　　　　　　年　月　日 | 　　　　　　　　　年　月　日<br>专家（签名）：<br>　　　　　　　　　年　月　日<br>质控监督员（签名）：<br>　　　　　　　　　年　月　日 |

表9 广东省职业健康检查质量控制中心现场质量考核不符合项记录

职业健康检查机构名称：_____ 考核日期：_____

备案类别：□1. 接触粉尘类　　□2. 接触化学因素类　　□3. 接触物理因素类
　　　　　□4. 接触生物因素类　□5. 接触放射因素类　　□6. 其他类（特殊作业等）

| 考核指标 | 不符合项序号 | 事实陈述 | 证据 |
| --- | --- | --- | --- |
| 人员配置 | 1 | | |
| 场所仪器设备配置 | 2 | | |
| 质管部门 | 3 | | |
| 质量管理制度 | 4 | | |
| 职业健康检查前质量控制 | 5 | | |
| 职业健康检查过程中质量控制 | 6 | | |
| 职业健康检查后质量控制 | 7 | | |
| 数据报送的完整性 | 8 | | |
| 数据报送的准确性 | 9 | | |
| 数据报送的及时性 | 10 | | |
| 疑似职业病报送及时性 | 11 | | |
| 疑似职业病后续处理 | 12 | | |
| 现场质量考核后续处理 | 13 | | |
| 专业技术人员现场考核 | 14 | | |
| 机构确认：<br>□全部确认<br>□部分确认，不确认（填写序号）_____，<br>　原因：_____<br>□全部不确认，原因：_____<br><br>机构负责人（签名）：<br><br>　　　　　　　　　年　　月　　日 | | 专家组组长（签名）：<br><br>　　　　　　　　　年　　月　　日<br>专家（签名）：<br><br>　　　　　　　　　年　　月　　日<br>质控监督员（签名）：<br><br>　　　　　　　　　年　　月　　日 | |

表 10　广东省职业健康检查质量控制中心现场质量考核结果反馈

职业健康检查机构名称：＿＿＿＿＿＿＿＿＿＿　　　　　　　　考核日期：＿＿＿＿＿＿＿

备案类别：□1. 接触粉尘类　　□2. 接触化学因素类　　□3. 接触物理因素类

　　　　　□4. 接触生物因素类　□5. 接触放射因素类　　□6. 其他类（特殊作业等）

| 现场质量考核情况 | 序号 | 考核指标 | 内容 | 结果 |
|---|---|---|---|---|
| 不符合项情况 | 1 | | | 例：不具备开展×××的职业健康检查类别与项目的能力 |
| | 2 | | | |
| | 3 | | | |
| | 4 | | | |
| | 5 | | | |
| 整改完成情况 | 1 | | | □符合要求　□不符合要求 |
| | 2 | | | □符合要求　□不符合要求 |
| | 3 | | | □符合要求　□不符合要求 |
| | 4 | | | □符合要求　□不符合要求 |
| | 5 | | | □符合要求　□不符合要求 |
| 结果反馈 | 被检查机构具备开展备案×××的职业健康检查类别与项目的能力。<br><br>专家组组长（签名）：　　　专家（签名）：　　　质控监督员（签名）：<br><br>　　年　月　日　　　　　　年　月　日　　　　　　年　月　日 ||||

## 表 11 广东省职业健康检查质量控制中心现场质量考核结果反馈

职业健康检查机构名称：_____　　　　　考核日期：_____

备案类别：□1. 接触粉尘类　　　□2. 接触化学因素类　　　□3. 接触物理因素类
　　　　　□4. 接触生物因素类　□5. 接触放射因素类　　　□6. 其他类（特殊作业等）

| 现场质量考核情况 | 序号 | 考核指标 | 内容 | 结果 |
|---|---|---|---|---|
| 不符合项情况 | 1 | | | 例：不具备开展×××的职业健康检查类别与项目的能力 |
| | 2 | | | |
| | 3 | | | |
| | 4 | | | |
| | 5 | | | |
| 整改完成情况 | 1 | | | □符合要求　□不符合要求 |
| | 2 | | | □符合要求　□不符合要求 |
| | 3 | | | □符合要求　□不符合要求 |
| | 4 | | | □符合要求　□不符合要求 |
| | 5 | | | □符合要求　□不符合要求 |
| 结果反馈 | \multicolumn{4}{l}{被检查机构具备开展备案×××的职业健康检查类别与项目的能力。<br><br>　　　　　　　　　　　　　　　广东省职业健康检查质量控制中心<br>　　　　　　　　　　　　　　　　　　　（代章）<br>　　　　　　　　　　　　　　　　　　年　　月　　日} |

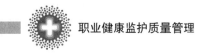

# 附录十六　职业健康监护名词术语

## 1. 职业健康监护名词术语

1.1　职业健康监护

以预防为目的,根据劳动者的职业接触史,通过定期或不定期的医学健康检查和健康相关资料的收集,连续性地监测劳动者的健康状况,分析劳动者健康变化与所接触的职业病危害因素的关系,并及时地将健康检查和资料分析结果报告给用人单位和劳动者本人,以便及时采取干预措施,保护劳动者健康。

1.2　职业健康检查

通过医学手段和方法,针对劳动者所接触的职业病危害因素可能产生的健康影响和健康损害进行临床医学检查,了解受检者健康状况,早期发现职业病、职业禁忌证和可能的其他疾病和健康损害的医疗行为。

1.3　健康检查

为评价人体健康状况而定期或不定期进行的医学检查。目的在于发现疾病或身体缺陷,及早采取防治措施。

1.4　职业病

企业、事业单位和个体经济组织等用人单位的劳动者在职业活动中,因接触粉尘、放射性物质和其他有毒、有害因素而引起的疾病。

1.5　疑似职业病

现有接触证据或医学证据尚不能确定接触职业病危害因素的劳动者所患疾病是否是职业病,依法应当妥善安排进行职业病诊断的一种暂时的疑似疾病状态。

1.6　职业禁忌证

劳动者从事特定职业或者接触特定职业病危害因素时,比一般职业人群更易于遭受职业病危害和罹患职业病或者可能导致原有自身疾病病情加重,或者在作业过程中诱发可能导致对他人生命健康构成危险的疾病的个人特殊生理或病理状态。

1.7　职业病危害因素

职业活动中存在的各种有害的化学、物理、生物因素,以及在作业过程中产生的其他职业有害因素。

1.8　放射工作人员

受聘用全日、兼职或临时从事放射工作的任何人员。

1.9　放射工作人员职业健康监护

为保证放射工作人员上岗前及在岗期间都能适任其拟承担或所承担的工作任务而进

行的医学检查及评价。

1.10 放射工作人员职业健康检查

为评价放射工作人员健康状况而进行的医学检查。包括上岗前、在岗期间、离岗时、应急照射和事故照射后的职业健康检查。

1.11 粉尘

可较长时间悬浮于空气中的固体微粒。在生产环境空气中粉尘的粒径多为 0.1~10.0 μm。

1.12 高温作业

有高气温或有强烈的热辐射或伴有高气湿相结合的异常气象条件、湿球黑球温度指数（WBGT 指数）超过规定限值的作业。

1.13 无机化合物

通常指不含碳元素的化合物，大致可分为氧化物、酸、碱、盐等。少数简单含碳化合物，如一氧化碳、二氧化碳、碳酸盐、氰化物等也属于无机化合物。

1.14 有机化合物

通常指含碳元素的化合物或碳氢化合物及其衍生物的总称。

1.15 生物监测

测定接触有害物质个体生物材料中的物质及其代谢物或其生化变化，即系统地收集人体材料如血、尿、粪便、毛发、指甲、唾液、呼出气、乳汁、脐带血、胎盘、尸体或手术取出的组织，测定暴露物的原形态、代谢中间产物、最终产物的含量，特异酶的活性。生物监测可用于评价个体的总摄入量、吸收和各器官系统暴露水平。

1.16 生物标志物

反映生物系统与环境中化学、物理或生物因素之间相互作用的任何测定指标。其可视为接触外源性物质与健康损害之间关系的一种重要手段。

它利用人体内各种生物材料，检查机体接触外源性物质或其代谢产物的含量、外源性物质引起的生物效应以及机体对接触外源性物质产生反应的能力等。

它可分为接触生物标志物、效应生物标志物和易感性生物标志物。

1.17 班前

进入工作岗位之前 1 小时。

1.18 班中

开始工作后 2 小时至下班前 1 小时。

1.19 班末

下班前 1 小时之内。

1.20 班后

下班后 1 小时之内。

### 1.21 主检医师

主检医师应当具备以下条件：①具有执业医师证书；②具有中级以上专业技术职务任职资格；③具有职业病诊断资格；④从事职业健康检查相关工作 3 年以上，熟悉职业卫生和职业病诊断相关标准。

主检医师负责确定职业健康检查项目和周期，对职业健康检查过程进行质量控制，审核职业健康检查报告。

## 2. 支持性文件

（1）《职业健康检查管理办法》（2019 年修订）。
（2）《职业健康监护技术规范》（GBZ 188—2014）。
（3）《放射工作人员健康要求及监护规范》（GBZ 98—2020）。
（4）《职业卫生名词术语》（GBZ/T 224—2010）。
（5）《职业病诊断名词术语》（GBZ/T 157—2009）。